认识药物不良反应

教您远离药物
伤害

丛书总主编·赵杰

名誉总主编：阚全程
组织编写：中华医学会临床药学分会
分册主编：徐萍　陈卓佳　龙锐　德吉

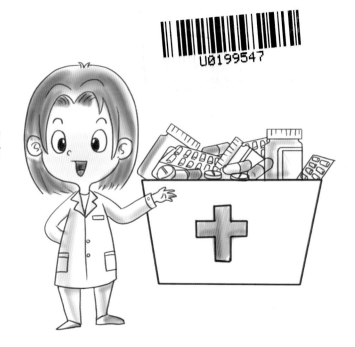

人民卫生出版社
·北京·

阚序

　　药物的使用在疾病的预防、诊断、治疗中几乎贯穿始终。根据 2019 年世界卫生组织公布的数据，由用药引发的不良事件是全球导致住院死亡和伤残的重大原因之一，全球 1/10 的住院人次由药物不良事件导致，15% 的住院花费由药物不良事件产生。然而，83% 的药物不良事件是可以预防的，关键在于用药是否合理。根据调查，民众大多不了解正确的服药方法和服药原则，缺乏安全用药常识。因此，向大众传播合理用药的知识和理念，开展全民健康用药科普势在必行。

　　现代医学模式从传统的疾病治疗转向健康管理，健康教育变得尤为重要。党的十九大报告明确提出了"实施健康中国战略"，将"为人民群众提供全方位全周期健康服务"上升到国家战略高度。随着人们对用药安全愈加重视，用药科普宣传逐渐增多，其目的是要让民众对错误用药行为从认识上、行为上

教您远离药物伤害
认识药物不良反应

作出改变。科普看似简单，其实不然，做好科普是一项高层次、高难度、高科技含量的创造性工作。优秀的科普读物应具备权威、通俗、活泼的特征，然而，目前市售的用药科普读物普遍存在内容不严谨、语言不贴近百姓、可读性不佳、覆盖人群不全面等问题。

《一生健康的用药必知》系列科普丛书是在国家大力倡导"以治病为中心"向"以人民健康为中心"转变的背景下应运而生的，由中华医学会临床药学分会专业平台推出，组织全国各专业药学专家精心策划编写而成。全套丛书聚焦百姓用药问题，针对常见用药误区和知识盲点，把用药的风险意识传递给民众，让民众重视用药问题，树立起合理用药的理念。其内容科学实用，使读者阅读后对全生命周期的每一环，以及常见生活场景中出现的用药问题都能有所了解。这套丛书在表现形式上力求生动活泼、贴近百姓；在语言表达上力求通俗易懂、简洁明了，面向更广泛的受众，帮助民众树立健康意识。可以说，本套丛书的出版必将对促进全民健康、提高国民教育水平，产生全局性和战略性的意义。

本套丛书的撰写凝聚了所有编者的智慧和辛劳，在此向你们致以衷心的感谢和诚挚的敬意！

杨序

作为一名医务工作者，我始终关注着中国老百姓的用药安全和科普教育。我国医学科普传播与欧美发达国家相比，仍然处于相对落后状态。国家统计局 2019 年数据显示，我国公众具备基本科学素养的人数虽较之前有了大幅提升，达到了 8.47%，但仅相当于发达国家 10 年前的水平。随着生活水平的提高，民众健康意识开始觉醒，新媒体的发展也使科普工作有了更丰富、更灵活的方式。但面对漫天的"医学科普"、良莠不齐的海量信息，普通民众有时难以分辨。更有甚者，一些打着医学科普旗号的"伪科学"和受商业利益驱使的所谓"医学知识"大行其道，严重误导民众。另外，当前市面上见到的多数药学科普书籍还存在表现形式不够生动活泼、专业术语晦涩难懂等问题，让大多数读者望而生畏，使药学科普很难真正走进老百姓的生活。

今天，我欣喜地看到，由中华医学会临床药学分会倾力打造的《一生健康的用药必知》系列科普丛书，汇集了中国临床药学行业核心权威专家倾心撰写，为读者提供了值得信赖的安全合理用药知识。丛书突破了目前市面上医学科普书题材单一、语言枯燥、趣味性差等缺点，以大众用药需求为引领，站在用药者的角度，针对读者在全生命周期可能遇到的用药问题与困惑，用最通俗的语言，做最懂百姓的科普。把晦涩的医药知识变得浅显易懂、活泼轻松，让百姓可以真正掌握正确用药方法。对于中华医学会临床药学分会对我国药学科普事业所做出的努力和贡献，我深感欣慰，感谢编委会全体人员的辛勤付出，将这样一套易懂实用、绘图精良、文风活泼的药学科普图书呈现给广大读者，为百姓提供了指掌可取的药学知识。

如今，政府对科普事业高度重视、大力支持，人民群众对用药健康的关注日益迫切，可以说，《一生健康的用药必知》系列科普丛书正是承载着百姓的期望出版的。全民药学科普是一项系统工程，新一代的药学同仁重任在肩，担负着提升公众安全用药意识、普及合理用药知识的重任。为了让公众更直观地接触药学知识，提升公众合理用药的意识，新时代的药学科普工作者应努力提高科普创作能力，不断提升科普出版物的品牌影响力，更广泛地发动公众学习安全用药的知识，让药学科普普惠民生。

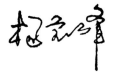

赵序

要建设世界科技强国，科技创新与科学普及具有同等重要的地位。但我国的科普现状令人担忧，一方面我国公民科学素养较发达国家偏低，同时虚假广告、"伪科学"数不胜数，严重误导民众，甚至出现"科普跑不过谣言"的局面。另一方面，现有的科普读物普遍存在专业性强、趣味性弱、老百姓接受度低的现象，最终导致我国科学普及度不高。药学科普是健康科普的重要组成，做好药学科普工作是我们这一代中国药学工作者的责任和使命。

什么样的药学科普能走进百姓心里？我想，一定是百姓需要的、生活中经常遇到的用药问题。中华医学会临床药学分会集结了全国临床药物治疗专家及一线临床药师力量编写了《一生健康的用药必知》系列科普丛书，目标是打造中国最贴近生活的药学科普，最权威的药学科普，最有用的药学科普。这

教您远离药物伤害

认识药物不良反应

套丛书以百姓需求为出发点，以患者的思维为导向，以解决百姓实际问题为目标，形成了 15 个分册，包含从胎儿、儿童、青少年、孕期、更年期直到老年的全生命周期的药学知识和面对特殊状况时的用药解决方案，其中所涉及的青少年药学科普、急救药学科普、旅行药学科普、互联网药学科普均是我国首部涉及此话题的药学科普图书。本套丛书用通俗易懂、形象有趣的方式科学讲解百姓生活中遇到的药学问题，让人人都可以参与到自身的健康管理中，可大大提升民众的科学素养。

《国务院关于实施健康中国行动的意见》中明确提出，提升健康素养是增进全民健康的前提，要根据不同人群特点有针对性地加强健康教育，要让健康知识、行为和技能成为全民普遍具备的素质和能力，并同时将"面向家庭和个人普及合理用药的知识与技能"列为主要任务之一。中华医学会作为国家一级学会，应当在合理用药科普任务中、"健康中国"的战略目标中贡献自己的力量。在此，感谢参与此系列丛书编写的所有编者，希望我们可以将药学科普这一伟大事业继续弘扬下去，提高我国国民合理用药知识与技能素养，为实现"健康中国"做出更大贡献。

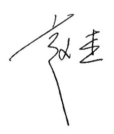

前言

《认识药物不良反应——教您远离药物伤害》是中华医学会临床药学分会组织编写的《一生健康的用药必知》系列科普丛书中的一册。药物是把双刃剑，它在治疗疾病的同时，也可能给身体带来某些不良反应；少数严重的不良反应可能会影响治疗效果，甚至危及生命。因此，正确认识、科学对待、积极防范药物不良反应的发生尤为重要。实际上，公众对药物不良反应的认识和了解非常缺乏：如有些人会因为担心药物不良反应而不敢用药，另一些人则因为缺乏药物不良反应的认知而随意用药甚至滥用药。本书旨在对常用药物的常见不良反应及公众对药物不良反应普遍存在的疑惑和误区进行专业科普。

本书共分为三个篇章，从药物不良反应相关的基本认知到常见的药物不良反应介绍，最后解答了百姓关于药物不良反应的一些疑惑，通过朴实生动的语言和原创手绘插画为读者科

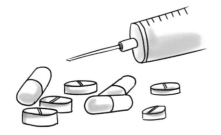

普了药物不良反应的相关知识。

第一篇认清药物不良反应的"真实面目"，主要对药物不良反应的基本概念、分类及造成药物不良反应的原因进行了介绍，并对如何减少和避免药物不良反应的基本原则做了概述，方便读者更科学地认识和了解药物不良反应。

第二篇常见的药物不良反应，主要是通过药疹、发热、便秘、腹泻、肝肾损害等百姓常见的药物不良反应，介绍引起这些不良反应的常见药物，并为读者归纳了如何避免这些不良反应的小妙招。

第三篇解答关于药物不良反应的疑惑，主要针对如"如何安全使用激素？""青霉素过敏还能使用抗菌药物吗？""怎样避免安眠药上瘾？"等药物不良反应常见的疑问或误区，进行科学地解释，并给读者提供了如何更安全使用药物的建议。

市面上单独介绍药物不良反应的科普读物非常少。本册科普书的特点是从药师的专业角度，以药物不良反应的概念和应对原则为基础，以与日常生活密切相关的药物不良反应以及不良反应有关的常见疑问和误区为突破口，图文并茂，为读者安全用药提供更多有效的帮助。

希望读者通过本册图书的阅读，可以科学认识药物不良反应，不要因缺乏对药物不良反应的正确认识而不敢吃药或滥用药物。只有在对药物不良反应正确认知的前提下，通过科学的方法避免药物不良反应可能带来的伤害或将伤害降低至最小，才能更好地发挥药物的治疗作用。

编者

2021 年 3 月

目录

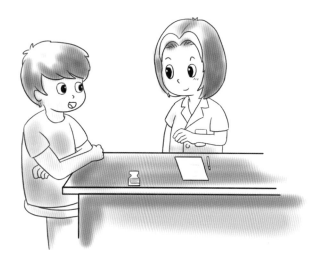

目录

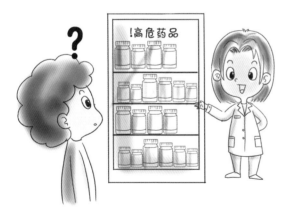

教您远离药物伤害

认识药物不良反应

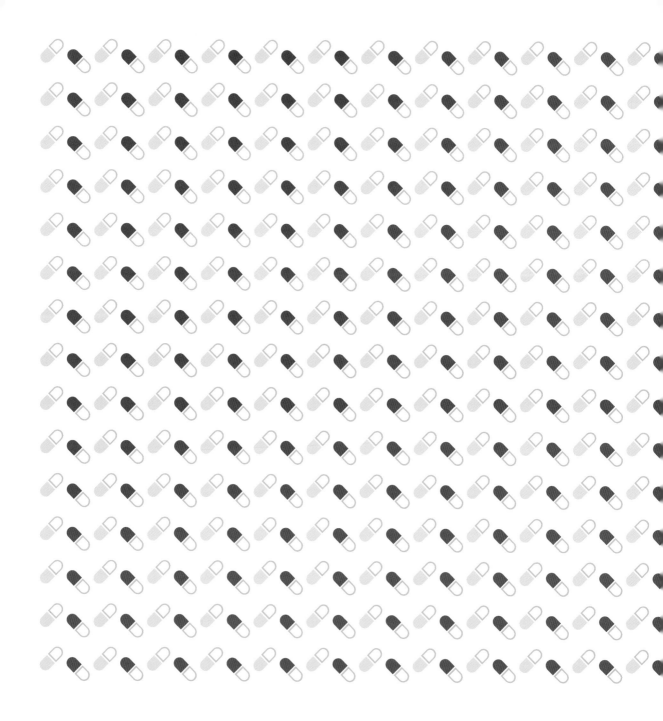

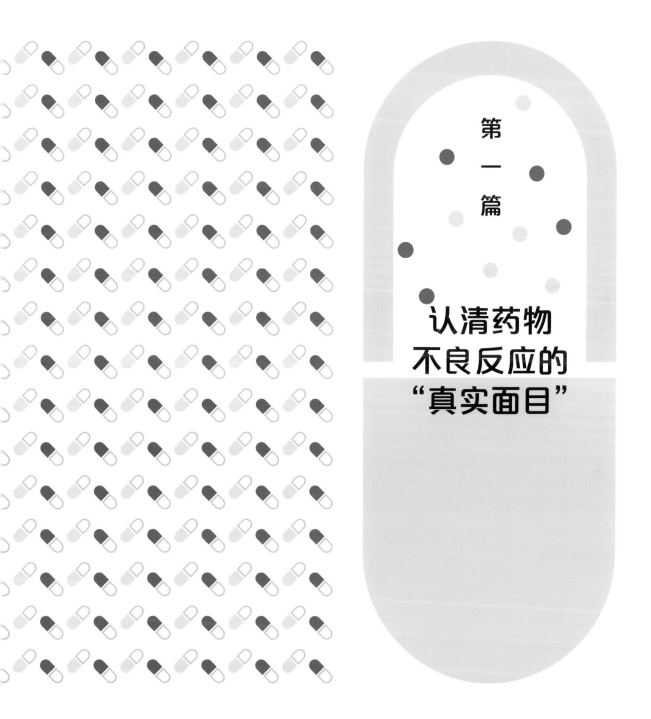

第一篇

认清药物
不良反应的
"真实面目"

1.1

正确认识"是药三分毒"

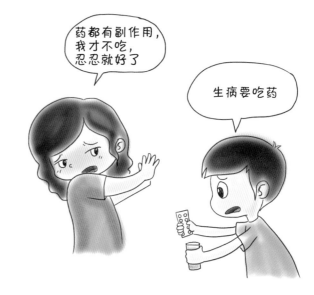

说到治病用药，我们最常听到的一句话就是"是药三分毒"，这里的"毒"，指的就是药物的不良反应，是药物的固有特性。合格药品在正常用法用量下，都会存在与用药目的无关的作用。不良反应不一定会对身体造成伤害，但在其严重时可影响身体健康，甚至危及生命。所以，我们要正确认识、科学对待、积极防范药物不良反应的发生。

一、两种错误用药观念，您千万别这样做！

✕ 害怕药有"毒"，生病硬抗不吃药。

有些人因为看到药品说明书上列举的不良反应那么多，害怕药物对身体造成伤害，所以即使生病难受也硬扛着不吃药。这样不仅会耽误治疗，还可能使小病酿成大病，得不偿失。

其实药品说明书上罗列药物不良反应的目的，是让用药者能够了解它，即便发生也能及早察觉，采取应对措施，以减小药物不良反应的伤害。而且大多数的药物不良反应是轻微的、暂时的，不会影响生活质量。所以，该吃药时就吃药，才是明智之举。

✗ 因为药有"毒"，自行减量吃药。

有些人虽然不会抗拒吃药，但喜欢自作主张，该吃 2 片的自行改成 1 片，认为这样能减少药物不良反应。其实，这种做法是错误的！服药时不能随意更改剂量，要按照医生或药师嘱咐的正确用量来吃，否则不仅不能消除药物不良反应的影响，还有可能导致药物疗效下降或无效，加重病情。即使服药之后确实出现了不良反应，

也不要慌张，要及时咨询医生或药师，在他们的指导下调整剂量、停药或者进行相应的治疗。

二、药物为什么会对身体产生"毒"性？

药物不良反应是药物与机体的相互作用形成的，它的发生频率和严重程度不但与药物的性质有关，而且与患者的机体状态、生活环境等诸多因素相关。了解不良反应发生的机制，可以让我们做到未雨绸缪，更好地避免伤害。

1. 药物因素

▲ **药物本身的药理作用：**药物在治疗某一种疾病的同时，也会对其他组织或器官产生副作

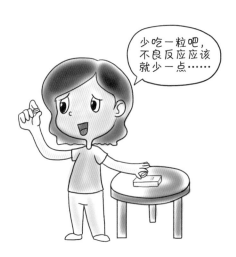

少吃一粒吧，不良反应应该就少一点……

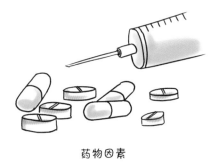

药物因素

用。例如，感冒药中含有氯苯那敏（扑尔敏）成分，它可以缓解流鼻涕、打喷嚏等不适症状，但也会抑制中枢神经，让人犯困。

▲ **用药剂量过大或使用时间过长，会增加药物不良反应的风险**：一般来说，药物的剂量越大，用药时间越长，发生不良反应的概率就越大。例如，长期大剂量使用肾上腺皮质激素，可引起满月脸、水牛背、向心性肥胖等不良反应。

▲ **药物之间的相互作用，是药物不良反应风险增加的危险因素**：服药时经常有多种药物合并使用的情况，适当的合并用药能起到增强疗效、减少不良反应的效果。但多种药物合用也有可能产生不良的相互作用，且合并用药的种数越多，不良反应的发生率越高。

此外，停药方式不对、药物中的杂质等也可能导致不良反应的发生。

2. 机体因素

▲ **年龄**：婴幼儿的器官功能发育不全，对药物的敏感性高，药物代谢、排泄速度慢，容易发生不良反应；而老年人由于器官功能退化，药物代谢、排泄速度也慢，同样易发生不良反应。

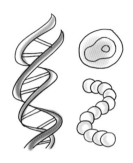

机体因素

▲ **身体状态**：疾病会改变药物在体内的作用效果。例如，肝、肾功能不好的患者，无法很好地代谢和排泄药物，会造成药物作用时间延长，增高不良反应的发生率，甚至导致严重后果。所以，此类患者看病时要主动说明情况，医生会根据情况选用对肝、肾影响小的药物。

▲ **个体差异**：由于个体差异，不同人服用同一种药物，不良反应发生的严重程度也是不一样的。例如过敏反应，有的人可能只是轻微的皮疹、发热，但有的人就可能出现肝、肾功能损害，休克等严重不良反应。

▲ **遗传**：极少数人由于先天性缺乏某种遗传性酶，当使用某种药物后，会出现特异的不良反应。例如，"蚕豆病"患者因为缺乏葡萄糖-6-磷酸脱氢酶，使用阿司匹林可能诱发溶血或者溶血性贫血。所以此类患者，看病时一定要向医生或药师主动说明情况，尽量避免使用该类药物。

此外，种族和民族、性别、血型不同也会影响不良反应的发生。

3. 环境因素

药物不良反应是多种因素综合的结果，生活环境、生活习惯、饮食等因素也会影响不良反应的发生。例如，服用头孢菌素类、甲硝唑等药物后饮酒会导致乙醇在体内蓄积，出现面部发热、潮红、视物模糊、头痛、胸闷等一系列症状，甚至出现昏迷。

中山大学肿瘤防治中心：陈卓佳、刘基华

中南大学湘雅二医院：徐萍、罗霞

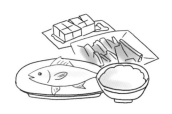

环境因素

1.2

说明书上的不良反应越多，药物对人体伤害越大吗？

血脂高的李大爷在药房取到降脂药后，认真地阅读起药品说明书来，然而他越看越慌：发热、腹部不适、骨骼肌痛、转氨酶升高、梦魇……这一长串的不良反应吓得他赶紧去问药师："这药这么多不良反应，我还能吃吗？"

一、说明书上罗列的不良反应越多，代表药物信息越全面

很多人认为药品说明书中列举的不良反应越多，药物对人的身体伤害越大。这其实是一个误解！

药品上市前需经过一系列临床前研究和临床研究，在这个过程中，厂家需完整如实地收集药物不良反应数据。获批上市时，药品说明书应当详细注明该药的不良反应信息，但此阶段的药物不良反应信息是暂时性的，是当时所掌握的数据。随着药品上市使用的时间越来越长，对该药物不良反应情况的认识越来越全面，很可能会发现以前未发现过的不良反应，在这种情况下，厂家需要修改药品说明书以更新当前的不良反应情况，其说明书上罗列的不良反应内容则相对较多。因此，药品说明书上罗列

教您远离药物伤害
认识药物不良反应

的不良反应越多，说明该药品的临床研究越充分，厂家修改说明书越及时，医生和药师对该药品使用的把握越大；反之，药品说明书上罗列的不良反应越少或越不明确，反而可能越危险。

二、药品说明书上罗列的不良反应并不会在每个人身上发生

药品说明书上罗列的各种曾经出现过的不良反应，一般是按照发生率从高到低排列的，一般有"十分常见""常见""少见""偶见""罕见""非常罕见"，有的还会标出该不良反应具体的发生率。很多患者用药时常被药品说明书中一长串的不良反应吓坏了，担心"吃出更多病"，于是就专门找药品说明书里不良反应写得少的药来用。其实药物不良反应并不会在每个患者身上发生，其与患者的年龄、遗传因素、身体状况和生活习惯等多种因素有关。而且大多数药物不良反应是轻微的、暂时的，不会影响治疗和用药安全，只要加强观察即可。一般情况下，发生严重不良反应的概率是很低的，

我们不能因为说明书中标注的不良反应信息多而产生"恐药"心理。当然，如果患者用药后出现较为严重的不良反应，应立即停用该药并去医院咨询医生。

不良反应的发生率

分级	发生率	说明
十分常见	≥10%	100 个人里面有 10 个人以上会发生不良反应
常见	2%～10%	100 个人里面有 2～10 个人会发生不良反应
少见	1%～2%	100 个人里面有 1～2 个人会发生不良反应
偶见	0.1%～1%	1 000 个人里面有 1～10 个人会发生不良反应
罕见	0.01%～0.1%	10 000 个人里面有 1～10 个人会发生不良反应
非常罕见	<0.01%	10 000 个人里面可能 1 个人都不会发生不良反应

三、怎样知道自己出现了药物不良反应？

1. 观察是否出现了新的、奇怪的、不舒服的感受

实际上，用药后只要发生了与之前疾病本

身不一样的、奇怪的不适，就很可能是发生了药物不良反应。例如，服用感冒药后，如果出现恶心、呕吐、腹痛、腹泻等症状，在排除了食物或天气等因素的情况下，就要考虑是否出现了药物不良反应。

2. 看看是否出现了药品说明书中列举的不良反应的情况

用药后若出现"新"的不适，可以仔细阅读该药品说明书中罗列的不良反应，看看其中是否有与自己情况相近的描述。如果情况相符，那很可能是发生了药物不良反应；如果情况不符，那也不能完全排除嫌疑，有可能是新的、未被发现的不良反应。

3. 留意停药后或用药一段时间后是否出现突然的不舒服

有些药物不良反应是"急性子"，暴发时间在用药后的数分钟或数小时内，比如发热、恶心、呕吐、腹泻、腹痛、瘙痒、皮疹、口干等；有些药物不良反应却"慢吞吞"，可能在用药后的数天或数周后才发生，比如失眠、嗜睡、水肿、疲劳等；还有些药物不良反应可能在用药后的数月甚至数年"突然降临"，比如间质性肺炎、耳聋、贫血等。因此，建议大家制作专属的个人用药记录本，把药品名称、用法用量、用药时间、停药时间等信息记录清楚，以便就诊时供医生或药师判断。

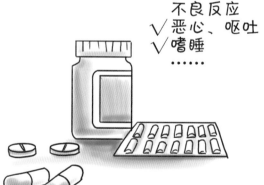

不良反应
√ 恶心、呕吐
√ 嗜睡
......

特别要注意的是： 当自己难以判断是否发生了药物不良反应或判断自己很可能发生了药物不良反应时，要及时向医生或药师咨询。

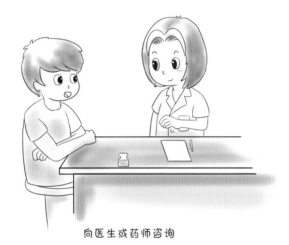

向医生或药师咨询

中山大学肿瘤防治中心：陈卓佳、刘基华

1.3

出现不良反应需要立即停药吗？

大部分人对药品的了解基本上仅限于说明书，个别人甚至连说明书都没仔细看过，因此，对药物不良反应知之甚少，一旦发生药物不良反应，要么就是置之不理，继续吃药，要么就是自乱阵脚，立即停药。其实需不需要停药，应该具体问题具体分析。

一、可根据不良反应的轻重程度来确定是否需要停药

1. 轻微不良反应　轻微不良反应指的是头

晕、头痛、口干、恶心、呕吐、腹泻、腹痛、乏力和困倦等程度较轻，对日常生活和工作没有太大影响的反应。轻微不良反应大多发生在刚开始用药时，身体一般能耐受而自行缓解，无须减量或停药。有些轻微不良反应还可通过调整服药方法来避开。比如有些人空腹或餐前服用降糖药二甲双胍后出现恶心、呕吐或食欲减退等症状，调整为餐后或随餐服用，这些不适便会消失。再如有些患者服用氯苯那敏后会感觉困倦，这种情况一般不需要特殊处理，但如果需要从事高空作业或从事需要注意力集中的工作，那么将服药时间调整为睡觉前服用将可缓解困倦感。

但要提醒您注意：有些看似轻微的不良反应也可能预示着大问题。比如服用他汀类药物后出现肌肉疼痛或肌无力，须立刻停药并去医院就诊，拖延的话很可能造成肾衰竭，甚至出人命！

严重不良反应

2. 严重不良反应　严重不良反应指的是头晕、头痛、胸闷或腹痛等较剧烈，呕吐或腹泻等次数较多，皮疹或红斑等范围较大，出现出血或晕厥等可能危及生命的情况。一旦出现严重不良反应，须立刻停药，带上所有使用过的药品，并将不良反应发生的详细情况告诉医生或药师，以便他们正确判断和积极抢救。患者切勿自行处理，以免延误救治的时间。一旦明确诊断，患者应牢记今后不要再用该药品，千万不可大意。

3. 隐匿不良反应　有些不良反应患者一时半会感觉不出来，只能借助检查或检验设备才能发现，比如有些药品可能引起贫血或肝、肾损伤等。

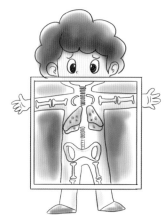

隐匿不良反应

教您远离药物伤害
认识药物不良反应

对于这些隐匿不良反应，大家要按照医生或药师的交代，定期去医院进行检查，以便及时控制。

药物不良反应狡猾多变，且可能与某些新发疾病雷同，当大家无法自行判断时，建议还是寻求医生或药师的帮助，以便正确判断和及时处理。

二、怎样避免药物不良反应对身体造成伤害？

1. 不仅要选对药，还要用对药

如果身体出现不适时，建议到正规医院、诊所就诊，由专业医生根据病情、检验、检查等信息，做到选对药。如果自行到药店购买非处方药，建议在执业药师的指导下针对具体症状选择有效的药品。千万不要盲目用药，不要听信广告宣传，也不要听朋友推荐，自作主张地用药。事实上，每个人的病情都是不同的，一定要选用适合自己的。贵的药物或是别人使用效果好的药物，不代表自己使用就能达到好的疗效，不发生不良反应。因此，对于药物的选择一定要听从医生或药师的建议。

用药时需遵从医生或药师交代的用量，切不可自行随意调整。有些人着急让药物发挥药效，就自己增加服药的剂量，但服药过量很可能带来严重的毒性反应；而有些人则相反，由于担心发生药物不良反应，就自己减少服药的剂量，这样做不仅药物发挥不了疗效，还耽误了疾病的治疗。此外，还需要遵从医生或药师交代的用法用药，比如给药时间（晨起服、睡前服、餐前服、餐时服等）、给药间隔（某些药品不能同时服用）、给药疗程（连续服药的时间）等。比如某些药物对胃肠道有刺激作用，餐后服用可以减少胃肠道发生不良反应的风险。

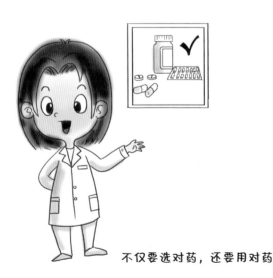

不仅要选对药，还要用对药

世界上没有能"包治百病""无毒无害"的药品，大家千万不要听信一些广告或小道消息就无根据地长期自行用药，甚至长期自行用多种药。要知道，合并用药的数量越多，发生药物不良反应的风险就越高。

2. 仔细阅读药品说明书

用药前要仔细阅读药品说明书上的不良反应信息，做到心里有数，比如服用利福平会导致大小便、唾液、痰液、泪液呈现橘红色，如果仔细看过说明书，就会知道这是正常现象。当自己弄不懂说明书上的内容时可以去求助医生或药师。

3. "特殊"人群要小心

到医院就诊时或到药店购药时，需要将以下具体情况如实告诉医生或药师：有无食物或药物过敏史、家族过敏史，是否属于特异体质，有无肝脏、肾脏等疾病，有无怀孕，是否正在服用其他药品等。不要有所隐瞒。

4. "特殊"药品要小心

有些药品可导致光敏反应，如喹诺酮类抗生素，使用该类药物期间应减少户外活动，避免日晒。若确实需要外出时，应使用防晒霜，穿长裤、长袖并戴墨镜。还有些药品可导致严重过敏反应，如青霉素类抗生素，使用该类药物前需进

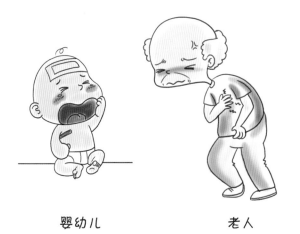

婴幼儿　　　　　　老人

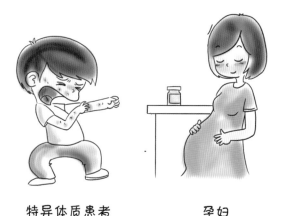

特异体质患者　　　　孕妇

行皮肤敏感试验（皮试）。如果在皮试前恰好使用过抗组胺药如氯苯那敏或氯雷他定等，需及时告知医生或护士，避免其干扰皮试的准确性，不然可能会出大问题。皮试期间还应乖乖留在皮试专用座位上，千万不可提前自行离开，以免发生过敏反应时耽误救治。"特殊"药品有特殊注意事项，大家只有严格遵从医生或药师的用药指导，才可以达到安全、合理用药的目的。

5. 联合用药要小心

某些疾病治疗需要同时使用多种药品，如果不注意，还可能发生药品之间互相"打架"的情况。比如各种活菌片，常被用于治疗肠道菌群失调相关的腹泻、便秘、功能性消化不良等，但活菌片比较脆弱，一个不小心就容易失效。当活菌片与抗生素合用时，由于抗生素能抑制活菌的作用，活菌片很可能减效；而铋剂（如枸橼酸铋钾和铝酸铋等）、鞣酸（如鞣酸蛋白片和鞣酸蛋白酵母散等）、药用炭和酊剂等能抑制、吸附或杀灭活菌，活菌片一旦碰上上述药品就失效了。所以活菌片与其他药品一起使用时，要间隔2小时以上。

中山大学肿瘤防治中心：陈卓佳、刘基华

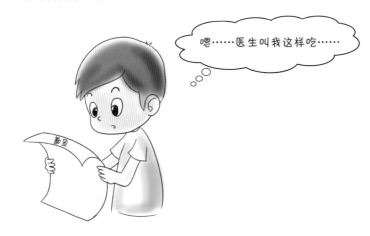

第一篇
认清药物不良反应的"真实面目"

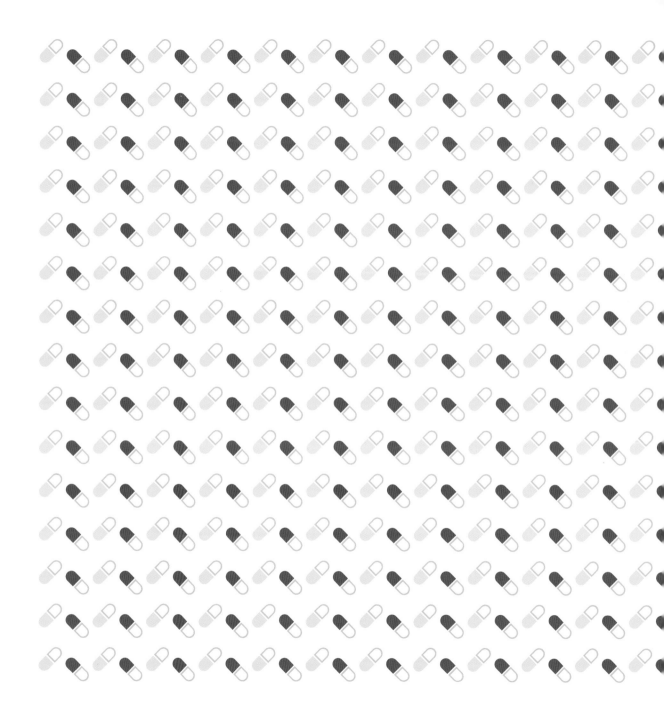

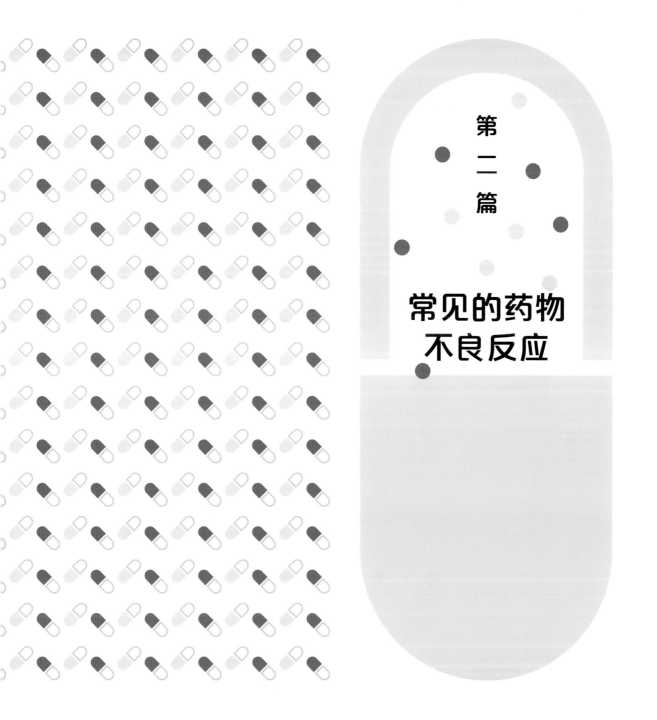

第
二
篇

常见的药物
不良反应

2.1

识别药疹，避免伤害

药疹是药物过敏的一种表现，是最常见的药物不良反应，也叫药物性皮炎，主要表现为用药后皮肤黏膜发生皮疹。引起药疹的因素除了药物本身外，还与用药的个体有关，如患有肝、肾疾病，过敏性体质，饮酒，疲劳，月经等。

一、怎样知道自己是不是得了药疹？

一般药疹在用药 4～5 天后发生，起病突然的也可在数分钟或数小时后发生。如果皮肤出现了不明原因的皮疹，且之前使用过药物，应怀疑可能是药疹，可查看药品说明书，看看是否有药疹这一不良反应。如果再次使用该药物后又出现了皮疹，基本可判断是药疹。

需要注意的是：食物或其他物质引起的过敏反应可能会与药疹混淆。并且药疹类型表现多样，难以辨别。因此若怀疑自己得了药疹可咨询医生以便确诊。

二、哪些药物最容易导致药疹？

药物类别	药物举例
抗菌药	青霉素类、头孢菌素类、喹诺酮类、链霉素、红霉素、氟康唑、磺胺类、异烟肼等
解热镇痛药	氨基比林、对乙酰氨基酚、阿司匹林、吲哚美辛、布洛芬、保泰松等
抗癫痫药	苯巴比妥、苯妥英钠、卡马西平等
抗痛风药	别嘌醇、非布司他等
降糖药	格列美脲、胰岛素等
血液制品	破伤风抗毒素、狂犬病疫苗、人血白蛋白、人免疫球蛋白等
中药饮片及中成药	葛根、天花粉、丹参、血塞通、川芎嗪、生脉等

三、不同类别药疹的表现和处理

分类	非重症药疹	重症药疹
类型	多形红斑型药疹、发疹性药疹、急性泛发型发疹性脓疱病、固定性药疹、荨麻疹型药疹、紫癜型药疹	重症多形红斑型药疹、中毒性大疱性药疹表皮松解型药疹、剥脱性皮炎型药疹、药物超敏反应综合征
潜伏期	2小时到30天	3周到2个月
表现	以轻症的皮肤反应为主，可能有发热、关节痛、淋巴结肿大、血管肿大等	除皮肤反应外，还有全身性症状，如肝、肾功能损害和继发感染、脱水、电解质紊乱、内脏出血等，严重可致死
处理	停用药物后数天内皮疹可以消退，1~2周病变皮肤可恢复正常	停药并积极治疗
注意事项	固定性药疹遗留的褐色或灰黑色色素沉着斑需数月以上才能消除，期间要避免再次使用过敏药物	与患者身体状况和用药史有关，要向医生及时准确报告知相关信息

四、如何避免药疹的发生？

1. 牢记过敏药物，避免接触和使用

对于以前使用后发生了过敏的药物，应尽量避免再次接触使用，并谨慎使用与过敏药物结构相似的药物。比如对磺胺类药物过敏的糖尿病患者应慎用磺酰脲类降糖药（格列美脲、格列吡嗪、格列喹酮等）。如不清楚哪些药物应避免使用可向医生或药师咨询，同时就医时一定要告诉医生自己的过敏史。

2. 谨慎选药，合理用药

比如很多复方感冒药含有多种成分，其中

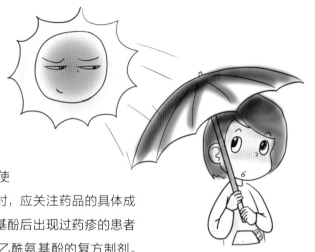

对乙酰氨基酚是引起药疹的常见成分之一。所以在购买使用非处方复方感冒药时，应关注药品的具体成分，如服用对乙酰氨基酚后出现过药疹的患者就不建议服用含有对乙酰氨基酚的复方制剂。抗菌药物用于治疗感染性疾病时易引起药疹，而感染本身很可能也会诱发皮疹，两者相互影响。因此针对感染性疾病选择药物时，一定要谨慎选择药物，不可随意加大剂量和延长疗程，需要皮试的药物一定要先做过敏试验方可使用。

3. 使用易导致光敏反应的药物时要避免紫外线照射，并做好防护

光敏性皮炎通常在用药后 5～21 天发生，是指人体服用某些药物后接受日光照射后出现皮疹，主要表现为水肿性红斑，伴有灼烧感、瘙痒等。因此服用易导致光敏反应的药物期间及停药后 5 天内，要尽量避免接触阳光或紫外线，

外出时注意皮肤防护，可涂搽防晒霜，撑遮阳伞。

如出现皮疹后应向医生或药师咨询是否可停药，同时可使用冷敷、涂抹舒缓乳液缓解症状，如不能缓解可到皮肤科就诊，需在专业人员指导下外用糖皮质激素治疗或采取其他治疗方式。

西藏自治区人民医院：德吉

教您远离药物伤害
认识药物不良反应

2.2

注意，吃了这些药
皮肤可能会变色

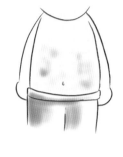

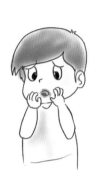

色素沉着没有固定部位，身上每个
部位都有可能发生色素沉着

人体皮肤颜色正常情况下是较为均匀一致的（长痣、长痘、胎记等情况除外），但使用了某些药物后，可能会造成皮肤的色素沉着，使皮肤呈现不同的颜色。这不仅会影响外貌形象，还让人担忧身体是否出现了问题，遇到这种情况，该怎么办？

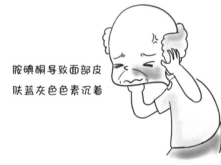

腆碘酮导致面部皮
肤蓝灰色色素沉着

一、服用药物后，皮肤颜色可能有哪些变化？
通常出现在哪些部位？

1. 皮肤颜色　药物引起的皮肤颜色改变呈

氟尿嘧啶导致手掌
皮肤蓝褐色色素沉着

多样性，可能有紫色、红色、黄色、浅灰色等。范围有大有小，颜色也有深有浅。有些色素沉着形状较为特殊，如抗肿瘤药物博来霉素会引起鞭状色素沉着。

2. 发生部位　色素沉着没有固定部位，身上每个部位都有可能发生色素沉着。比较常见的部位是面部、上肢和小腿。另外，口腔硬腭、口腔黏膜和指甲部位也可能发生色素沉着。例如，抗肿瘤药物氟尿嘧啶可引起舌头、指甲和全身皮肤色素沉着。

二、导致皮肤变色的常见药物有哪些?

可引起色素沉着的药品种类繁多，且色素沉着的发病类型、程度和发病机制各有不同。

药物类别	药物举例	皮肤颜色变化
抗细菌药	青霉素Ｖ钾、头孢氨苄、米诺环素、诺氟沙星、左氧氟沙星等	可在面部或全身发生蓝黑、灰色、棕色等色素沉着
抗真菌药	特比萘芬等	发生灰棕色等色素沉着
抗结核药	吡嗪酰胺、乙胺丁醇、异烟肼等	发生褐色等色素沉着

药物类别	药物举例	皮肤颜色变化
抗病毒药	齐多夫定等	发生褐色、黑色或蓝黑色等色素沉着
抗肿瘤药	博来霉素、白消安、多柔比星、环磷酰胺、伊马替尼、氟尿嘧啶、异环磷酰胺、羟基脲、阿糖胞苷等	可发生灰蓝色、蓝褐色等色素沉着
神经系统用药	氯丙嗪、氯氮平、氯米帕明、丙米嗪、丙戊酸钠、苯妥英钠、碳酸锂等	可发生黄色、棕色或黄褐色等色素沉着
心血管系统用药	胺碘酮、硝苯地平、卡托普利等	可发生蓝灰色、黑色等色素沉着
抗疟药	氯喹、羟氯喹、奎宁等	可发生黑色素沉着
中药	何首乌、雷公藤、火把花根、粉防己碱	可引起紫褐色、棕色色素沉着

三、怎样应对药物导致的皮肤变色?

1. 怎样预防皮肤变色?

▲ **合理使用容易发生皮肤色素沉着的药物：** 不随意加大剂量和延长疗程。

▲ **做好防晒措施：** 紫外线可促进黑色素的合成和累积，促进皮肤色素的沉着。因此，在使用会引起皮肤变色的药物时应避免日晒或注意防

晒，如外出戴遮阳帽、涂抹防晒霜等。

▲ **喝水促进排泄：**多饮水有助于药物的排泄，避免药物在体内蓄积导致色素沉着。

2. 出现了皮肤变色要怎样处理？

▲ **多数情况下，停药后皮肤色素沉着会逐渐消退：**因此，当发生药物导致的皮肤变色时不用过分担心和紧张。对于顽固的色素沉着也可以依靠激光治疗。

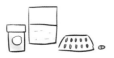

合理使用容易导致皮肤
色素沉着的药物

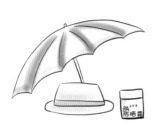

喝水促进排泄

做好防晒措施

▲ **暂停可疑药物：**皮肤颜色改变是一个循序渐进的过程，因此也容易判断。当怀疑发生药物引起的色素沉着时，应暂停可疑药物，并及时向医生和药师咨询。

▲ **某些药物不能随意停药和换药：**例如，抗肿瘤化疗药物所致的色素沉着机制复杂，产生的原因也各不相同，发生皮肤色素沉着，会影响患者继续用药的信心，甚至产生抵制的情绪。但是，此时患者不能随意停药或换药，一定要及时就医，同时要对药物治疗保持信心和积极乐观的心态，因为比起皮肤色素的沉着，继续抗肿瘤治疗更为重要。

另外，某些药物会引起眼部色素沉着，因此要注意定期进行眼底检查。例如，长期使用氯丙嗪可引起眼部异常、色素沉着，在眼睑、角膜和晶状体上会出现黄白色、棕色或黄褐色小粒，散在或聚集成盘状、星状，有的可见眼底色素改变，所以需要定期进行眼底检查。

西藏自治区人民医院：德吉

2.3

不明原因的发热，可能是这些药物导致的

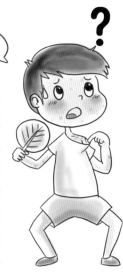

药物热是药物治疗过程中因药物引起的发热，通俗点讲就是药物引起的发烧，以持续性高热为特点，常伴有药疹，虽然体温很高，但患者的一般情况较好，是一种药源性疾病。药物热没有特殊的热型，不容易判断也容易被忽略。

一、药物明明用来治病，怎么还会引起发热？

药物不仅能退热还能引起发热，药物引起发热的原因大致有以下 5 个方面：

1. 过敏反应　最常见的药物热归因于过敏反应。过敏反应又称变态反应，是机体受抗原物质刺激后引起的组织损伤或生理功能紊乱，属于异常的或病理性的免疫反应。如苯妥英钠、卡马西平、普鲁卡因、别嘌醇等药物引起的发热就是过敏反应的表现。

2. 药理作用　有些药物自身的药理作用能够引起药物热。如肿瘤化疗药物杀死肿瘤细胞时，下丘脑促使内源性热原释放而诱发发热；间接的药理作用也能促使药物热的发生，如肝素和华法林过度抗凝导致出血时体温上升。

3. 改变体温调节机制　有些药物能干扰体温调节机制，增加热量的产生或限制热量的消散。如阿托品通过控制汗腺分泌减少热量消散而引起发热。

4. 特异质反应　是一种先天遗传异常所致的反应。如有些患者体内缺乏葡萄糖 -6- 磷酸脱氢酶时，使用氯霉素、磺胺类药物、抗疟疾药物时会引起溶血反应和发热。

5. 用药途径　临床上注射是一种常见的用药途径，但如果生产制备注射剂过程中杂质没有清除干净，造成药物污染可引起药物热。此外，头孢菌素或万古霉素静注时可能会引起静脉炎，诱发炎症免疫应答，释放细胞热原而引起发热。

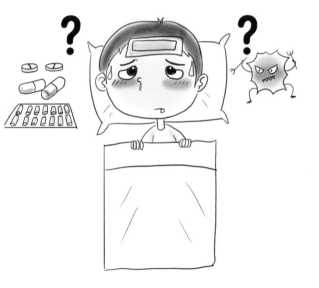

二、如何区分药物热和疾病热？

1. 判定药物热要与原患疾病引起的疾病热相区别。

▲ 疾病热的患者一般无药物过敏史，症状单一，没有皮疹等。因为药物热本身也可能是药物过敏反应的一种表现，如出现药物热可能伴随其他过敏反应症状。

▲ 疾病引起的发热与药物使用在时间上无关联，即使停用药物，疾病引起的发热仍然会持续存在。

▲ 疾病热进行退热治疗后，体温可以恢复正常。例如，细菌感染性疾病引起的发热使用抗菌药物后体温会恢复正常；恶性肿瘤引起的发热通过抗肿瘤治疗后体温也能恢复正常。

2. 确定药物热目前没有统一的标准，一般应用排除法进行分析。

▲ 结合病情、药物治疗方案、检验检查报告等指标进行评估，患者的发热原因不能用其他疾病来解释（如脑外伤、急性痛风、恶性肿瘤、手术和外伤），尤其是发热与可能的感染不相符。如果意外发热，特别是病情好转的情况下发热，

则应怀疑药物热。

▲ 停用引起药物热的药物，不用其他退热措施，一般在 48 小时内能退热，肝、肾功能不全的人退热时间会有所延长。但苯妥英钠是例外，由于它与组织的亲和力很强，所以停药后数天才会退热。再次给药后再次出现发热，一般就能确定是药物热，并且药物热对一般的退热措施效果差。

▲ 药物热一般在首次用药后 7～10 天的致敏期内发生，再次用药则在数小时至 1 天内发病。药物热可引起持续高热，常达 39～40℃，虽然体温很高，但是身体情况良好。

三、发生药物热怎么办？如何避免药物热的发生？

√ 停用或更换怀疑导致药物热的药物。

√ 所有药物当中抗生素是最易致药物热的，因此在没有抗感染治疗的指征下不能使用抗生素，必须用药时，要按照合理的剂量、疗程、给药途径使用。

√ 中药制剂也是引发药物热的常见药物，

使用时要严格按照药品说明书批准的适应证和用法用量使用，不能随意加大剂量、延长治疗时间。

√ 静脉给药途径最易导致药物热。静脉给药途径相对于其他给药途径而言，药物可以以最大浓度、最快速度到达全身，但静脉给药时可能引起静脉炎，诱发炎症免疫应答，释放细胞热原。所以，能选择口服药时尽量避免静脉给药。

√ 就医时向医生告知自己的过敏史和用药史，提高医生用药警惕性，也能有助于避免发生药物热等不良反应。

西藏自治区人民医院：德吉

教您远离药物伤害
认识药物不良反应

2.4

出现便秘和腹泻不要慌，有可能是这些药物引起的

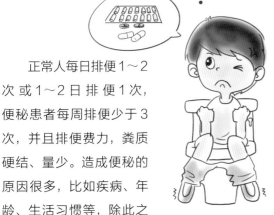

正常人每日排便1～2次或1～2日排便1次，便秘患者每周排便少于3次，并且排便费力，粪质硬结、量少。造成便秘的原因很多，比如疾病、年龄、生活习惯等，除此之外，还有容易被忽视的药物引起的便秘。找不到便秘原因时，请想一想：您是不是正在服用这些可能会导致便秘的药物呢？

一、哪些药物容易导致便秘？

药物类别	药物举例
阿片类止痛药	吗啡、可待因、曲马多、羟考酮、芬太尼等
降压药	尼卡地平、维拉帕米、地尔硫䓬等
抗精神病药	氯丙嗪、氯氮平、碳酸锂等
抗抑郁药	阿米替林、多塞平等
解热镇痛药	阿司匹林、布洛芬、吲哚美辛、对乙酰氨基酚等
抗癫痫药	卡马西平等
利尿药	呋塞米、托拉塞米、氢氯噻嗪、螺内酯等
抗酸药	复方氢氧化铝、铝碳酸镁等
胃肠解痉药	阿托品、山莨菪碱、东莨菪碱等
补钙药	碳酸钙
抗心律失常药	普罗帕酮、胺碘酮等

二、药物引起的便秘该怎么处理？

便秘会导致食欲不佳、腹胀、腹痛、消化不良、口臭，也会影响情绪让人烦躁，苦不堪言。服药期间发生便秘可通过改变生活方式、保持心情舒畅、适当运动进行调节，可得到很大改善。

因此，大多数药物引起的便秘是不需要停药的。您可以尝试一下下面的方法：

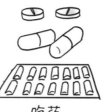
吃药

▲ **补充水分：** 可每天饮水2 500～3 000ml。

▲ **调节饮食：** 适当吃一些有润肠通便作用的食物，如蜂蜜、芝麻、核桃、牛奶、奶油等；在烹调菜肴时可适当多放一些食用油，如豆油、菜油、麻油、花生油等；适当进食一些含B族维生素的食物，如豆类、粗粮、甘薯、马铃薯等，以促进肠蠕动；忌烈酒、浓茶、咖啡、韭菜、蒜、辣椒等刺激性饮品和食物，少吃荤腥厚味的食物。

喝水

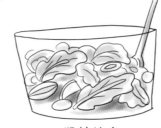
调节饮食

▲ **腹部按摩：** 每日按摩腹部3～4次，每次约5分钟，方法是由右下腹—右上腹—左上腹—左下腹，呈顺时针方向，

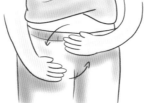
腹部按摩

或者是以肚脐为中心，顺时针方向环绕按摩，促进肠蠕动，解除便秘。

采取以上措施后不能缓解的严重便秘要及时就医，在医生的指导下更换药物或服用治疗便秘的药物。

> **三、哪些药物可能会导致腹泻？**

腹泻一般指大便次数一天超过3次，或者较平时大便次数增加3次/天以上，大便性状改变，如大便松散、稀水样、蛋花汤样。有些药物会引起胃肠道黏膜损伤或者胃肠道功能紊乱而导致腹泻。服药期间出现不明原因的腹泻，很可能是这些容易导致腹泻的药物引起的。

教您远离药物伤害
认识药物不良反应

药物类别	药物举例
抗菌药	几乎所有的抗菌药均可引起抗菌药相关性腹泻
降糖药	二甲双胍、阿卡波糖、格列美脲、瑞格列奈、西格列汀等
抗肿瘤药	氟尿嘧啶、甲氨蝶呤、伊达比星、表柔比星、喷司他丁、米托蒽醌、多烯紫杉醇、替尼泊苷、氟胞嘧啶等
茶碱类药	氨茶碱、多索茶碱
解热镇痛药	甲芬那酸、萘普生、双氯芬酸、吡罗昔康、布洛芬等
抗抑郁药	丙米嗪
抗焦虑药	地西泮
胃酸分泌抑制药	西咪替丁、雷尼替丁、米索前列醇等
质子泵抑制药	兰索拉唑、泮托拉唑等
抗心律失常药	地高辛

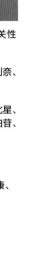

可缓解；慢性腹泻在用药后较长一段时间出现，病程可持续数周或数月，也常在停药后腹泻停止。腹泻期间饮食宜清淡，可口服补液盐。

若发生严重腹泻，应及时就医，尤其是老年人、婴幼儿、孕妇等特殊人群，需要专业医生对腹泻进行检查和评估，根据病情及腹泻的严重程度，采取相应的措施。严重的腹泻也会危及生命，切莫小看腹泻，及时治疗是上策。

西藏自治区人民医院：德吉

四、发生药物引起的腹泻怎么办？

在不影响正常生活且能够耐受的情况下，轻微的腹泻不必进行特殊处理。急性腹泻起病急，通常在用药初期出现，病程短，停药或继续用药后数天内可自愈，有的通过调整药物剂量即

2.5

说说那些可能会导致尿液、粪便变色的药物

正常情况下人体排出的尿液是淡黄清亮的，粪便是土黄成形的，当我们突然发现尿液和粪便颜色发生变化时，比如大小便变成红色或者绿色，可能会忐忑不已，担心自己是不是得了很严重的疾病？其实如果你正在服用药物，这很可能是药物引起的，有些是正常现象，你完全不用担心，但有些需要你引起重视，停药或者去看医生。

一、不用慌，这些药物导致的尿液、粪便变色是正常现象

有些药物因为本身或其代谢物（药物在体内发生变化生成的物质）具有一定颜色，由大小便排出，导致粪便、尿液颜色改变；有些是尿液与含次氯酸盐的清洁剂结合导致变色，这些变化都不是疾病导致的，可继续服药。停药一段时间后，这些症状会自行消失。若无法自己判定尿液和粪便颜色改变是否由服用的药物引起，可咨询药师或者医生。

可导致尿液颜色变化的常见药物

尿液颜色	药物类型	常用药物
红色 / 橘红色 / 橙红色	抗结核药	利福平、利福喷丁
	治疗便秘的药物	酚酞
	抗菌药	甲硝唑
	治疗帕金森病的药物	左旋多巴
	降压药	甲基多巴
黄色 / 棕黄色	抗菌药	磺胺类药物
	维生素	维生素 B_2（核黄素）
	中药	番泻叶、大黄
蓝色 / 绿色	解毒药	亚甲蓝
	利尿药	氨苯蝶啶
	抗抑郁药	阿米替林

教您远离药物伤害
认识药物不良反应

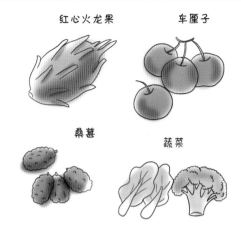

红心火龙果　车厘子

桑葚　蔬菜

可导致粪便颜色变化的常见药物

颜色	药物类型	常用药物
带白色或白色斑点	抗酸药（治疗胃病）	氢氧化铝
	消化道造影剂	钡餐造影剂
黑色	铁补充剂	琥珀酸亚铁、右旋糖酐铁
	胃黏膜保护药（治疗胃病）	枸橼酸铋钾、胶体果胶铋
	含活性炭的药物	药用炭
红色	抗结核药	利福平、利福喷丁

　　还有一些常见食物也会导致尿液和粪便变色，都是正常现象，不用担心。如红心火龙果、车厘子可能会导致尿液和粪便变成红色；食用过多桑葚也会使粪便变黑；绿色蔬菜食用过多也可能会使粪便变绿。这些都是食物中的天然色素造成的，不用紧张。

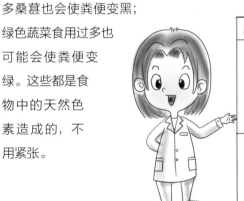

二、服用这些药物期间出现粪便、尿液变色，需立即咨询药师或者医生

有些药物导致的肝脏损伤、内脏和消化道

尿液/粪便颜色	药物类型	常见药物	可能原因
红色尿液（血尿）	化疗药	环磷酰胺铂类	可能是化疗药导致的出血性膀胱炎
	解热镇痛药	吲哚美辛(消炎痛)	吲哚美辛主要经肾排泄，长期大量服用会造成肾损伤，出现血尿
黑便	解热镇痛抗炎药/抗栓药	阿司匹林	长期大量服用，可能会导致消化道出血
	抗凝药	华法林肝素	药物过量可能会导致消化道出血

第二篇
常见的药物不良反应

出血等严重不良反应，可以通过粪便和尿液颜色早期发现，因此服用这些药物期间，一旦出现这些症状，要立即停药就医，以便早期诊断，早期治疗。

注意： 在没有服用药物并且排除食物影响的情况下，出现尿液和粪便变色，或者已停药一段时间，尿液和粪便颜色还没恢复正常，请及时就医，这很可能是某些疾病的早期症状！

中南大学湘雅二医院：徐萍、罗芬

2.6

不要让这些药物伤害你的眼睛

俗话说"眼睛是心灵的窗户"，人们通过小小的眼睛，来感知大大的世界，可以说，眼睛是人体最重要的器官之一。但同时，眼睛也是很容易受伤的器官，除了外伤和疾病以外，有些药物也会对眼睛造成伤害。

一、眼白变红、感觉眼前老有东西在飘动，看看是不是用了这些药？

药物性眼红除了常见的眼白部分变红之外，还可能伴有视觉异常等变化。有一些药物还可能造成视网膜或玻璃体出血。假如视网膜出血侵入玻璃体内，人就会感觉眼前老有东西在飘动，尤

教您远离药物伤害

认识药物不良反应

其是看白色明亮的背景时更明显，还可能伴有闪光感，无论怎么揉眼睛都无法消除，和咱们平时说的"飞蚊症"有点类似，假如出现"蚊子"突然变大变多的情况，需及时就医。

药物类别	药物举例
抗凝血药	华法林
抗血小板药	氯吡格雷

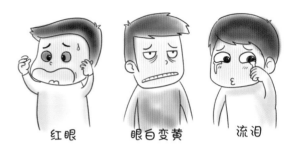

红眼　眼白变黄　流泪

二、眼白变黄了，查查是不是用了这些药？

眼白部分变黄，提示可能是以下药物造成了严重的肝损伤，需及时就医。

药物类别	药物举例
抗感染药	克拉霉素
抗结核药	吡嗪酰胺、异烟肼
维生素	维生素 K_1
抗精神病药	氯丙嗪

三、老感觉泪眼汪汪，找找是不是用了这些药？

用药后老是想流泪，一般不需要处理。假如流泪较为频繁，需咨询医生或药师。

药物类别	药物举例
抗过敏药	氯雷他定
抗胆碱酯酶药	新斯的明
抗精神病药	氯丙嗪
抗肿瘤药	多柔比星、贝伐珠单抗、伊马替尼

四、眼睛干涩？可能是这些药物引起的

眼干一般程度较轻，可以忍受。如果眼干程度较重，需咨询医生或药师。

药物类别	药物举例
抗肿瘤药	吉非替尼、伊马替尼、埃克替尼、尼洛替尼

五、眼痒难忍？可能是这些药物造成的

眼痒主要由眼部使用的滴眼液或眼药膏造成，一旦发生应及时停药，并将眼睛局部冲洗，及时向医生或药师咨询。

药物类别	药物举例
抗感染药	红霉素、金霉素、妥布霉素、碘苷
抗肿瘤药	尼洛替尼

六、眼睛刺痛？可能是这些药物导致的

眼睛刺痛可能是药物刺激引起的，也可能是眼压过高所致。假如眼睛刺痛较为严重且持续，应及时停药，并向医生或药师咨询。

药物类别	药物举例
抗感染药	红霉素、氯霉素、妥布霉素、色甘酸钠、碘苷
激素类药	地塞米松、倍他米松、氟米龙
抗精神病药	氯丙嗪、帕罗西汀
解热镇痛药	塞来昔布
抗结核药	异烟肼、乙胺丁醇
抗肿瘤药	多柔比星、埃克替尼

七、眼睛畏光？可能是这些药物引起的

假如畏光是一次性或暂时性的，可以忽略。假如畏光程度较重，需及时停药，并咨询医生或药师。

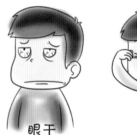

眼干

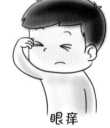

眼痒

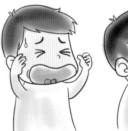

眼睛刺痛

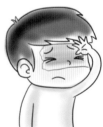

畏光

药物类别	药物举例
抗感染药	碘苷
抗心律失常药	胺碘酮
免疫抑制药	他克莫司
抗疟药	羟氯喹、氯喹
抗肿瘤药	多柔比星、克唑替尼

药物类别	药物举例
解热镇痛药	吲哚美辛、布洛芬、塞来昔布
胃肠解痉药	东莨菪碱、阿托品
抗心绞痛药	硝酸甘油
抗精神病药	利培酮
抗癫痫药	卡马西平、苯妥英钠、丙戊酸钠、加巴喷丁、扑米酮
抗肿瘤药	甲羟孕酮、奥沙利铂、来曲唑、克唑替尼

八、用了这些药物可能导致眼花，看东西模糊、不清楚，要留意！

不同药物导致眼花的程度和风险不同，有些眼花是暂时的，有些眼花则是持续的。眼花对生活和工作有较大影响，需及时咨询医生或药师。

药物类别	药物举例
抗心律失常药	胺碘酮
抗结核药	乙胺丁醇
降糖药	瑞格列奈、格列吡嗪、格列美脲
降压药	替米沙坦、氨氯地平、卡托普利
护胃药	泮托拉唑
抗过敏药	氯雷他定
利尿药	呋塞米
抗疟药	羟氯喹、氯喹
抗感染药	莫西沙星、利奈唑胺

九、用了这些药物后眼睛看东西颜色会变化，要当心！

某些药物服用后会导致色觉障碍，除了包括咱们通常说的色盲之外，还包括色视症。药物性色盲主要是红绿色盲，比如抗结核药乙胺丁醇，可能导致眼睛无法分辨出红色和绿色；药物性色视症则是看东西总觉得被某些颜色遮盖，比如利尿药呋塞米和抗心律失常药地高辛可能导致黄视症，就是看东西好像蒙了一层黄色玻璃，看啥都感觉有黄色遮盖；除了黄视症，地高辛还可能导致绿视症。一旦出现色视症，提示已经地高辛中毒了！此时，您需立刻就诊。

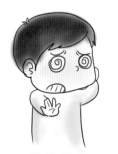

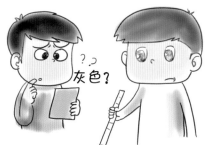

视物模糊　　　　色觉障碍　　　　白内障或青光眼

药物类别	药物举例
抗结核药	乙胺丁醇、异烟肼
利尿药	呋塞米、氢氯噻嗪
抗疟药	羟氯喹
抗心律失常药	地高辛、胺碘酮
勃起功能障碍用药	西地那非
抗肿瘤药	克唑替尼

药物类别	药物举例
激素类药	地塞米松、倍他米松、泼尼松龙、氟米龙、氢化可的松
解热镇痛药	塞来昔布
免疫抑制药	他克莫司
抗肿瘤药	来曲唑

十、用了这些药物可能导致青光眼或白内障，要警惕！

药物可能导致青光眼或白内障，严重时还可能造成失明。建议大家使用以下药物时，一旦出现眼部不适，应立刻停药并及时就诊，以免造成严重眼部不良事件。

需要提醒大家的是：

1. 不要因为恐惧药物有伤眼的不良反应，在需要用药时却拒绝用药，这些药物导致伤眼的风险并不高。

2. 假如用药期间出现眼部不适，要及时向医生或药师咨询，由专业人士帮助判断是否与药物相关，并且找出解决的办法。

中山大学肿瘤防治中心：陈卓佳、刘基华

教您远离药物伤害
认识药物不良反应

2.7

司机须知：
使用这些药后会影响
驾驶安全

不知道司机朋友们有没有这种体验：吃感冒药后开车觉得有点昏昏沉沉，或者是吃抗过敏药后开车感觉睡意袭来……都说"喝酒不开车，开车不喝酒"，每年因为酒驾而导致的车祸不胜其数。但大家知道吗，每年因为吃药而导致的车祸也不少，药驾的危险程度丝毫不亚于酒驾。所谓药驾，指的就是司机服用某些可能影响安全驾驶的药物后依然驾车出行的行为。大家不用太过恐慌，只要记牢了以下要点，时刻注意自己的用药行为，药驾的危害将会大大降低。

一、怎样避免危险的药驾？

1. 看病时，主动表明身份

就诊时和医生说明"我是司机"或"我开车上下班"，提示医生尽量避免开具会对驾驶产生不良影响的药品。

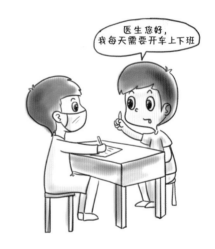

2. 仔细阅读药品说明书，注意有无影响驾驶的成分

如果药品说明书的【注意事项】部分标注有："本品可能影响从事如驾驶车辆或操作机器等具有潜在危险工作的能力"，则服用该药品很

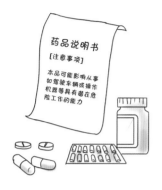

药品说明书

[注意事项]

本品可能影响从事
如驾驶车辆及操作
机器等具有潜在危
险工作的能力

温馨提示:
1.开车前4小时内: 尽量避免服
用已知对驾驶有影响的药品;
2.服药后6小时内: 最好打车或
者搭乘公共交通工具。

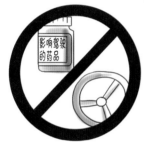

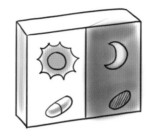

温馨提示:
有开车需求时,
尽量选择不影
响驾驶的药物
成分或剂型。

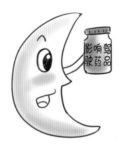

温馨提示:
如果病情需要服用容易导致
困倦的药物, 司机们可以在
咨询医生或药师的专业意见
后, 在不影响药物治疗效果
的前提下, 尽量调整服药时
间。

可能导致药驾; 如果药品说明书中没有详细描述时, 可咨询医生或药师。

3. 注意错开服药和开车时间

开车前 4 小时尽量避免服用已知对驾驶有影响的药品, 服药后 6 小时内最好不开车, 最好打车或者搭乘公共交通工具, 等药效消除得差不多后, 再开车上路。不同药品药效消除所需时间不一致, 如果说明书没有提示, 建议咨询药师。

4. 优选药物成分或剂型

比如复方感冒药中, 多数含有易导致困倦的成分, 可尽量挑选含有"日片"的配方,"日片"一般不含有造成药驾的成分, 较为安全。

5. 根据药物作用, 注意调整服药或开车时间

如果病情需要服用容易导致困倦的药物, 司机们可以在咨询医生或药师的专业意见后, 在不影响药物治疗效果的前提下, 尽量调整服药时

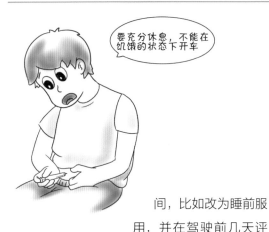

要充分休息，不能在饥饿的状态下开车

间，比如改为睡前服用，并在驾驶前几天评估睡前用药对第二天白天精神状态的影响。某些降糖药可能导致低血糖反应，司机们在注射胰岛素和口服降糖药物后应充分休息，不要在饥饿状态下马上开车，避免因低血糖导致的眩晕和视物模糊影响驾车安全。

二、哪些药物会影响安全驾驶？

1. 含乙醇成分，用药后可能会被交警查出酒驾的药物

某些药物含有乙醇成分，比如藿香正气水、复方甘草合剂、十滴水、养阴清肺糖浆等，服用这些药物后驾车可能会被交警查出酒驾，也存在危险驾驶的隐患。

2. 容易困倦，用药后可能会导致哈欠连天的药物

药物类别	药物举例
感冒药	复方盐酸伪麻黄碱、氨麻美敏、酚氨加敏
抗过敏药	苯海拉明、异丙嗪、氯苯那敏、赛庚啶、酮替芬
护胃药	奥美拉唑
抗精神病药	佐匹克隆、地西泮、唑吡坦、阿普唑仑、水合氯醛
抗偏头痛药	氟桂利嗪、苯噻啶
降糖药	格列本脲、格列齐特、格列吡嗪、罗格列酮、胰岛素

3. 容易出现幻觉或眩晕，用药后可能会导致晕头转向的药物

药物类别	药物举例
抗精神病药	地西泮、唑吡坦、阿普唑仑、文拉法辛、西酞普兰
镇咳药	右美沙芬、那可丁、喷托维林
降压药	氨氯地平、卡托普利、缬沙坦、可乐定、甲基多巴
抗心律失常药	胺碘酮
抗菌药	莫西沙星、氧氟沙星、克拉霉素
抗病毒药	金刚烷胺、复方金刚烷胺氨基比林、恩替卡韦
解热镇痛药	阿司匹林、安乃近、氨基比林、吲哚美辛、萘普生、布洛芬
护胃药	奥美拉唑、甲氧氯普胺
抗心绞痛药	普萘洛尔、硝酸甘油、双嘧达莫

4. 容易出现视物模糊，用药后可能会导致看不清路况的药物

药物类别	药物举例
抗心律失常药	胺碘酮
抗结核药	乙胺丁醇
降糖药	瑞格列奈、格列吡嗪、格列美脲
降压药	替米沙坦、氨氯地平、卡托普利
护胃药	泮托拉唑
抗过敏药	氯雷他定
利尿药	呋塞米
抗疟药	羟氯喹、氯喹
抗感染药	莫西沙星、利奈唑胺
解热镇痛药	吲哚美辛、布洛芬、塞来昔布
胃肠解痉药	东莨菪碱、阿托品
抗心绞痛药	硝酸甘油
抗精神病药	卡马西平、苯妥英钠、丙戊酸钠、加巴喷丁、利培酮
抗肿瘤药	甲羟孕酮、奥沙利铂、来曲唑、克唑替尼

5. 容易出现听力下降，用药后可能会导致耳边嗡嗡响或听不见的药物

药物类别	药物举例
抗感染药	链霉素、氯霉素、红霉素、四环素、万古霉素、莫西沙星
抗肿瘤药	博来霉素、顺铂、奈达铂
解热镇痛药	吲哚美辛、布洛芬、塞来昔布
护胃药	奥美拉唑
勃起功能障碍用药	西地那非

6. 容易出现多尿，用药后可能会让人频繁想上厕所的药物

药物类别	药物举例
利尿药	呋塞米、布美他尼、阿米洛利
抗肿瘤药	博来霉素、顺铂、奈达铂
解热镇痛药	吲哚美辛、布洛芬、塞来昔布

中山大学肿瘤防治中心：陈卓佳、刘基华

教您远离药物伤害
认识药物不良反应

2.8

保护你的肝！
小心这些伤肝的药物

肝脏是人体非常重要的器官，主要功能是合成分泌胆汁，储存糖原，调节蛋白质、脂肪和碳水化合物的新陈代谢。另外，它还担负着排毒解毒的重要使命，体内日常代谢所产生的毒物和废物，以及服用的药物都是经过肝脏来进行解毒的。但肝脏也是很脆弱的，在使用药物的过程中，药物本身或者它的代谢产物有可能给肝脏带来伤害，在医学上被称为药物性肝损伤。有哪些常见的药物会导致肝损伤？怎么及早发现和避免？读完这篇文章相信您一定会有所收获。

一、如何及时发现药物导致的肝损伤？

药物性肝损伤是最常见和最严重的药物不良反应之一，重者可致急性肝衰竭，甚至死亡。中药、西药、生物制剂、保健品等，都会引起肝损伤。以下两点帮助您及早发现药物性肝损伤。

1. 用药后出现的这些症状，提示可能出现了药物性肝损伤

如果服药后出现乏力、厌油，肝区疼痛，巩膜及皮肤发黄，发热，皮肤瘙痒、皮疹等症状，提示有可能出现了药物性肝损伤，要及时就

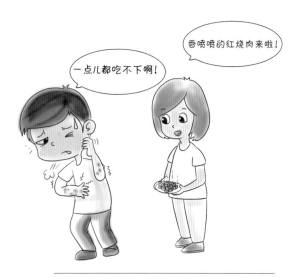

医，尽早确诊，以便及时给予正确的处理，减少药物引起的肝损伤。

2. 服用肝损伤风险高的药物时，定期检查肝功能

早期肝损伤通常没有很特别的症状表现，一般需要抽血检查肝功能才能确定。长期服用一些明确存在肝损伤风险的药物时，一定要遵医嘱定期复查肝功能，以便尽早发现异常，及时处理。

目前已知可能导致肝损伤的药物超过1 100种，下面药师就带您来了解一下您身边导致肝损伤最常见的药物。

类别	药物作用	常用的可能导致肝损伤的药物
西药	解热镇痛药	对乙酰氨基酚（感冒药常含有该成分）、阿司匹林、布洛芬、吲哚美辛、尼美舒利等
	抗感染药	抗结核药：异烟肼、利福平、吡嗪酰胺、乙胺丁醇等 抗菌药：红霉素、阿奇霉素、克拉霉素、左氧氟沙星、莫西沙星、头孢氨苄、阿莫西林、克林霉素、四环素、甲硝唑、伊曲康唑、氟康唑等
	抗肿瘤药	苯丁酸氮芥、环磷酰胺、白消安、达卡巴嗪、甲氨蝶呤、阿糖胞苷、氟尿嘧啶、吉西他滨、多柔比星、柔红霉素、博来霉素、放线菌素D、顺铂、卡铂、奥沙利铂、依托泊苷、伊立替康、紫杉醇等
	神经、精神系统用药	氯丙嗪、氟哌啶醇、利培酮、苯巴比妥、丙戊酸、苯妥英钠、水合氯醛、奋乃静、帕罗西汀等
	心血管系统用药	胺碘酮、奎尼丁、硝苯地平、肼屈嗪、甲基多巴、氯贝丁酯、非诺贝特、辛伐他汀、烟酸等
	内分泌系统用药（降糖药、治疗甲亢药物）	丙硫氧嘧啶、吡格列酮、罗格列酮、阿卡波糖、伏格列波糖等
	激素类药	甲基睾酮、丙酸睾酮、苯丙酸诺龙、氢化可的松、泼尼松、地塞米松、倍他米松等
中药	单味中药	何首乌、三七、雷公藤、斑蝥、苍耳子、白果、大黄等
	中成药	壮骨关节丸、逍遥丸、首乌片、雷公藤片、青黛丸、生精胶囊、乌灵胶囊、银翘片等

二、药物性肝损伤能自愈吗？

能否自愈与肝损伤的程度、损伤时间及患者身体状况密切相关。药物性肝损伤根据病程时间长短，可分为急性药物性肝损伤和慢性药物性肝损伤。急性药物性肝损伤占绝大多数，其中10% 左右可发展为慢性。慢性药物性肝损伤是肝损伤发生 6 个月后，抽血检查肝功能提示指标异常，或病理学检查和 CT 检查结果提示门静脉高压（大多为肝硬化导致）和肝损伤。急性药物性肝损伤中的轻度损伤只需停药，不需要特殊治疗即可自愈，大多数急性药物性肝损伤如能及时诊断和治疗，1～3 个月内肝功能会逐渐恢复正常，少数发生急性重型肝炎、急性脂肪肝者，需人工肝支持或肝移植治疗，并且病死率较高；慢性药物性肝损伤，如果不能及时诊断和停药，后期康复效果往往不好，所以及时发现、及时治疗是关键。

三、药物会导致肝损伤，需要吃保肝药预防吗？

大部分情况下不推荐吃保肝药预防肝损伤。在服用肝损伤发生率较高的抗结核药时，在肝功能正常时，也不推荐预防使用保肝药。但需要注意，用药期间前 3 个月应遵医嘱及时复诊，定期检查肝功能，以便及早发现肝损伤并给予合理的治疗。针对抗肿瘤药物可能会导致的药物性肝损伤，医生在制订抗肿瘤化疗方案时，会把保肝药物考虑在内，并会随着病情不断调整用药。**是否预防性使用保肝药，临床医生会根据药物情况调整，不需要过分担心，我们要做的是遵医嘱定期检查肝功能，并关注肝损伤可能出现的症状，早发现早处理。**

四、三招教你避免药物导致的肝损伤

1. 必要时才使用药物，不能擅自随意服药

中药、西药、生物制剂、保健品都有可能导致肝损伤，为了避免这种伤害，千万不要随便使用。处方药一定要经过医生诊断开具处方后再使用，非处方药也要病情需要才服用；购买药品时要选择正规的医院药房或者有资质的社会药房，不能根据熟人推荐、广告推荐而自行购买和使用药品，以免因擅自服药或购买到不合格的药品导致肝损伤。

2. 服药之前仔细阅读说明书

药品说明书上有很多重要信息，在用药之前必须要认真阅读。比如对乙酰氨基酚的药品说明书中就写到了"因过量服用对乙酰氨基酚有引起严重肝损伤的报道"。有些药品还会在说明书顶端加黑框予以示警。在阅读药品说明书时，要重点关注【适应证】【用法用量】【注意事项】，如果出现不适要对照【不良反应】，病情严重要立即就医或咨询医生、药师。

3. 谨遵医嘱，正确服药，定期随诊

医患配合是发挥药物作用的关键之一，要谨遵医嘱，避免超剂量服药和不必要地长时间用药。有些药物可能会造成潜在的肝损伤，医生会要求服用这些药物时定期随诊，这样就可以通过检查结果，判断是否出现了肝功能异常，以便随时调整用药。千万不要因为怕麻烦而忽略随诊，因为药物性肝损伤如果不及时诊断与治疗，有可能危及生命。

总的来说，避免药物导致的肝损伤，要记住下面的话：

药物肝损较常见，牢记良言有必要，
中药西药保健品，没有必要都不用。
不信网络不盲从，谨遵医嘱慎用药，
定时定量勤随诊，用药详情须知道。

中南大学湘雅二医院：徐萍、罗霞

齐齐哈尔医学院附属第一医院：袁晓安

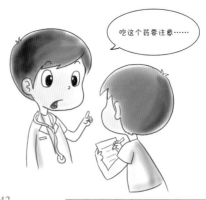

吃这个药要注意……

教您远离药物伤害
认识药物不良反应

2.9

警惕药物导致的肾损伤

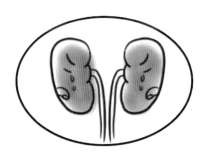

肾脏是我们身体的"净化器"，小小的肾，承担了巨大的工作量。肾脏的血流非常丰富，是大多数药物从体内排泄出去的必经道路，如果血液中存在肾毒性药物，肾脏就容易受到损害。如何认识这些隐藏在你身边的肾毒性药物，避免其对肾脏造成伤害，药师来给你支招！

一、慧眼如炬——认识这些容易导致肾损伤的常用药物

药物类别		常用药物
抗菌药	氨基糖苷类	庆大霉素、阿米卡星、链霉素、卡那霉素、新霉素等，其中庆大霉素肾毒性最强
	青霉素类	阿莫西林、苯唑西林、氨苄西林
	头孢霉素类	以第一代头孢菌素最明显，如头孢唑林、头孢氨苄等
	其他类	多黏菌素、四环素、两性霉素B、万古霉素以及磺胺类药物
常用止痛药		阿司匹林、布洛芬、保泰松、萘普生、吲哚美辛、吡罗昔康、塞来昔布等
X线造影剂		含碘造影剂（造影剂目前常用于血管成像和多种疾病的诊断）
抗肿瘤药		顺铂、甲氨蝶呤、链氨霉素、亚硝基脲类（卡莫司汀、洛莫司汀）
利尿药		甘露醇、呋塞米
中草药		马兜铃、关木通、广防己、青木香、厚朴、细辛、益母草等
其他药物		青霉胺、卡托普利、避孕药、环孢素等

二、锦囊妙计——如何避免和减少药物引起的肾损伤

妙计1：切记不要滥用抗生素和随意使用止痛药。

当出现感冒、发热时，不要自行使用抗生素。感冒大多是由病毒引起的，服用抗生素不仅没有效果，有肾毒性的抗生素反而很可能造成肾损伤。当出现疼痛，特别是不明原因的疼痛时，不能随意使用布洛芬等止痛药，一方面可能延误病情，因为不明原因的疼痛，有可能是某些疾病的征兆；另一方面会造成肝、肾损伤。正确的做法是及时去医院就医，在医生和药师的专业指导

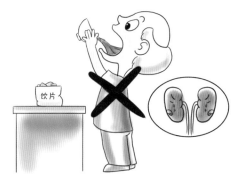

滥用中药可导致药物性肾损伤

下合理用药，才能最大程度地避免肾毒性。

妙计2：不要擅自滥用中药。

部分人认为中药的毒性比西药小，尤其喜欢自行购买单味中药煎服，或前往资质不明的私人诊所购买所谓的"秘方"。目前已经证实，多种中药或中成药是有肾毒性的，比如治疗"上火"的关木通中含有的马兜铃酸，容易导致严重的肾损伤——马兜铃酸肾病，是目前无法治愈的。如果需要使用中药，一定要前往正规中医医院或诊所就诊，不要盲目滥用中药。

妙计3：就诊时主动告知自己正在服用的药品，肾病患者主动告知医生或药师自己患有肾病。

肾功能正常者遵医嘱服用单种有肾损伤可能的药物，大多不会造成肾损伤。但是多种具有肾毒性的药物合用，或者本身已经患有肾病，再使用可能导致肾损伤的药物，就会大大增加发生肾损伤的风险。因此，在就诊时，如果正在服用药物，也包括服用中药和保健品，一定要主动告知医生，避免多种肾毒性药物合用。对于已有肾

病的患者，在就诊时，要主动告知医生或药师自己患有肾病，或者提供既往病历，详细地告知病史，以便医生制订合适的方案——选用肾毒小的药物，或者减少药物用量，保证用药安全。

妙计4：遵医嘱服药，切勿随意加量服用，或者擅自长时间服用。

一般情况下，正常使用量、短期服用药物，是不会发生肾损伤的。但是超过正常用量、长期服用有肾毒性的药物，身体无法及时清除药物，导致药物在体内蓄积，会极大地增加肾毒性。因此，在服用药物时，一定要谨遵医嘱和药师的指导服用，切忌为求药效，自行增加剂量或延长用药时间。

妙计5：关注肾损伤早期症状，定期检查肾功能。

虽然很多药物具有肾毒性，但只要及时发现、及时诊断、及时停药、及时治疗，大部分药源性肾损伤还是可以避免的。如果病情需要长期服用有肾损伤的药物，一定要关注以下症状：血尿、白细胞尿、泡沫尿、水肿、发热、皮疹、高

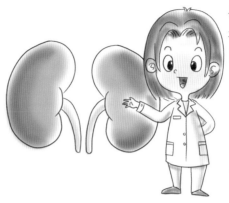

关注血尿、泡沫尿、水肿等早期症状，定期检查肾功能

血压、多尿、少尿等，一旦出现，需立即就医。并且要遵医嘱，定期去医院检查肾功能。生活中还可以多喝水加速尿液排泄，减少毒性蓄积。

总的来说，避免药物导致的肾损伤，要记住下面的话：

常言是药三分毒，忽视肾毒可不行，
药源肾病原因多，蓄积毒性为多见。
肾毒之药忌联合，中药也非万全策，
及时就医听医嘱，盲目用药反增病。

中南大学湘雅二医院：徐萍

齐齐哈尔医学院附属第一医院：袁晓安

2.10

心跳异常可能是这些常用药物引起的

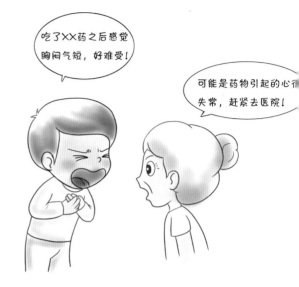

吃了XX药之后感觉胸闷气短，好难受！

可能是药物引起的心律失常，赶紧去医院！

　　我们老百姓通常说的心跳异常，在医学上叫作心律失常，是心脏跳动的节律紊乱，包括节律和频率的异常。安静状态下，正常人心跳每分钟为 60～100 次，如果低于 60 次属于心动过缓，高于 100 次属于心动过速。精神紧张、大量吸烟和饮酒、喝浓茶或咖啡、过度疲劳、严重失眠等常为心律失常的诱发因素。心律失常特别多见于心脏病患者，也常发生在麻醉、手术中或手术后。由于生活因素导致的轻微的心律失常可自行恢复，严重的心律失常可能会危及生命。很多人可能不知道，我们常用的药物也可能会导致心律

失常，比如使用非常广泛的阿奇霉素就多次报道引起严重的心律失常，甚至导致心搏骤停。下面药师就带您来了解一下这些可能会导致心律失常的常用药物，以便保护好我们的心脏！

一、如何及时发现药物导致的心律失常

　　1. 服药后出现这些症状，提示可能出现了心律失常

　　发生心律失常一般会有先兆症状，如果服药后经常感到心悸、心慌、心跳很快、心跳

很乱，有失重感、漏跳感、停跳感等，甚至出现胸闷、胸痛、呼吸短促、乏力头晕、眼前发黑等症状时，应立即就医，以免出现更严重的后果。

2. 定期做心电图检查

有些心律失常是没有症状的，但是发作时后果也可能很严重，甚至直接发生猝死。因此，定期健康体检是非常必要的。一旦发现心电图异常，应及时咨询药师或医生。患有冠心病、心肌病、心肌炎等心脏疾病者，更容易出现心律失常，如果病情需要服用可能导致心律失常的药物时，一定要更加小心，定期检查心电图，做到早发现，早干预。

二、警惕这些可能导致心律失常的药物

药物类别	常用药物
抗心律失常药	奎尼丁、索他洛尔、胺碘酮、普罗帕酮、维拉帕米
抗心绞痛药	硝酸甘油、硝酸异山梨酯
降压药	伊那普利、缬沙坦
治疗心力衰竭的药物	地高辛

药物类别	常用药物
抗感染药	莫西沙星、环丙沙星、洛美沙星、司帕沙星、红霉素、阿奇霉素、克拉霉素
促胃动力药	多潘立酮、西沙必利
镇静催眠药	地西泮（安定）
抗精神病药	齐拉西酮、利培酮、氯氮平
抗肿瘤药	多柔比星、表柔比星、氟尿嘧啶、环磷酰胺
中药制剂	含有乌头碱成分的中成药，如桂附地黄丸、附子理中丸、乌梅丸、金匮肾气丸等

三、如何避免和减少药物导致心律失常带来的伤害

1. 就诊时主动告知医生正在服用的药物和已患疾病

两种及以上可能导致心律失常的药物合用，发生心律失常的概率会大大增加，一般要尽量避免。有冠心病、心肌病、心肌炎等心脏疾病者，更容易出现心律失常，所以也要尽量避免再服用可能导致心律失常的药物。因此，就诊时一定要主动告知医生自己正在服用的药物，以及有哪些

基础疾病，以便医生选择合适的治疗方案，避免对心脏的伤害。

2. 切勿随意服药，仔细阅读药品说明书

常用的药物也可能会导致心律失常，比如常用来治疗呼吸道感染的阿奇霉素、克拉霉素，治疗肺炎的莫西沙星，都可能会导致严重的心律失常；治疗消化不良的常用药物如多潘立酮，也可能会导致心律失常。所以生活中千万不能擅自服药，服药前一定要仔细阅读药品说明书，关注【不良反应】和【注意事项】是否有心律失常、Q-T间期延长（做心电图可以看出来，可能会导致严重心律失常、晕厥和猝死）、心动过速、心动过缓等字样，这都提示此种药物可能会导致心律失常，要在医生指导下服药，不能擅自随意服药。

3. 服药时谨遵医嘱，切勿擅自超量和长时间服药

不良反应的发生率与药物的服用量以及连续服药的时间密切相关，服用量超过正常量越多，发生不良反应的概率越大；连续服用时间越长，身体不能很好地将药物排出体外，药物在体内蓄积，就更容易导致心律失常。因此，一定要遵医嘱服用，切勿为了效果，自行增加剂量和延长疗程，以免发生严重的心律失常，对身体造成伤害。

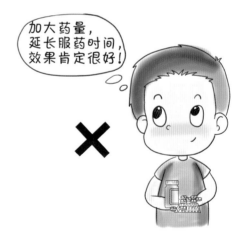

加大药量，延长服药时间，效果肯定很好！

教您远离药物伤害
认识药物不良反应

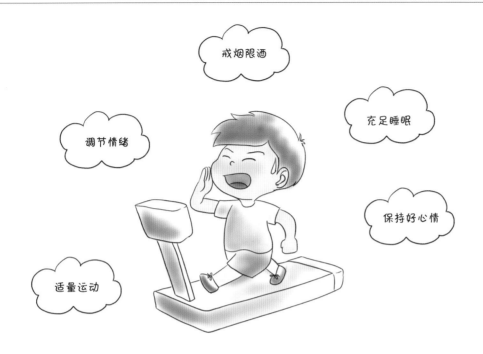

戒烟限酒

充足睡眠

调节情绪

保持好心情

适量运动

4. 保持稳定的情绪、良好的生活方式和充足的睡眠

紧张的情绪、不良的生活方式和睡眠缺乏，都容易诱发心律失常，如果同时服用可能会导致心律失常的药物，发生心律失常的概率就会增加。药师提醒您，生活中要保持平和的心态，避免过喜、过悲、过怒；养成规律的生活作息，保证睡眠，避免身体过度疲劳；运动要量力而行，不勉强运动或过量运动；饮食要定时定量，避免暴饮暴食；不饮浓茶、不吸烟、不酗酒。

中南大学湘雅二医院：徐萍

齐齐哈尔医学院附属第一医院：袁晓安

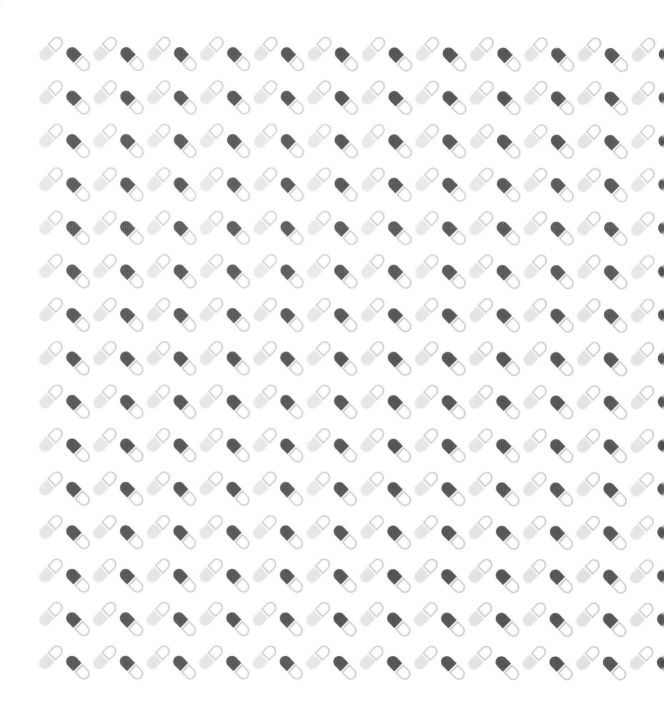

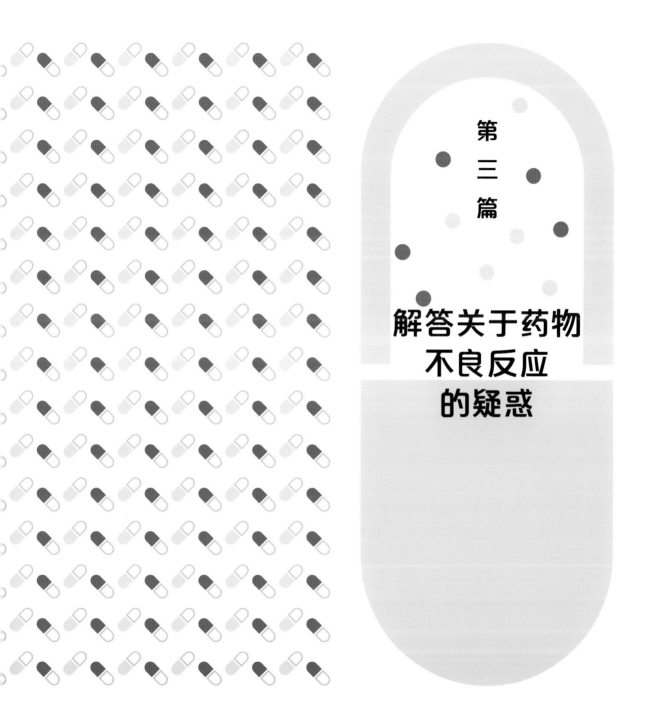

第
三
篇

解答关于药物
不良反应
的疑惑

3.1

都说激素类药物副作用多，怎么使用才安全？

现在越来越多的关于激素副作用的新闻见诸报端，诸如产生依赖性、导致肥胖、儿童性早熟等，这让许多人一听说药里有激素就完全不敢用，甚至到了谈激素色变的地步。其实，只要严格按照医生的正确指导合理使用，激素远没有想象中的那么可怕。那么，激素到底是什么？它对人体究竟有哪些好处和坏处呢？今天，咱们就来说一说如何安全使用激素类药物。

激素的种类有很多，如维持男女性别特征的性激素、降低血糖的胰岛素、促进小孩长高的生长激素……人们常说的激素类药物，只是诸多激素中的一类，学名叫作糖皮质激素。常用的糖皮质激素有泼尼松、地塞米松等。糖皮质激素因其适应证多，作用广泛而强大，并且可在休克等危急时刻帮助患者度过危难，因此在临床上被广泛使用。

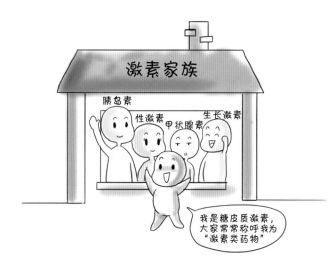

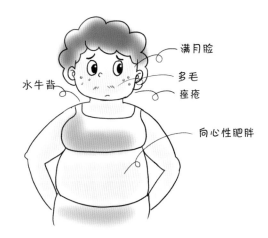

糖皮质激素作用广泛，在治病过程中确实会对人体产生一些与疗效无关的作用。但因为治疗疾病的需要，在医生和药师的指导下正规使用激素类药物，对身体的影响是比较小的。我们在使用激素类药物时，一方面要消除恐慌，在医生和药师的指导下正确用药，另一方面也需要了解其副作用的表现有哪些，做好监测，及时处理，尽量减少副作用给身体带来的伤害。

1. 关注身体变化

满月脸、水牛背、向心性肥胖是较为常见的副作用，还可能伴有皮肤变薄、多毛、痤疮、无力、水肿等，这叫作"库欣综合征"，是因为长期大量使用糖皮质激素导致人体内的物质代谢紊乱所造成的。但是无须过分担心，这些症状停药后一般会自行逐渐消退，数月或较长时间后可恢复正常。

2. 监测血压、血糖、血脂的变化

糖皮质激素通过影响物质代谢可能会使血压、血糖、血脂升高。因此，有相关疾病的患者在长期大剂量服用激素时，需要自己在家密切监测血糖、血压的变化，并定期去医院检查血脂。而之前没有这些疾病的患者，也不要掉以轻心，在服用激素的同时，也需要监测血压、血糖和血脂，饮食上做到低糖低盐高蛋白，必要时经过医生检查后配合药物进行治疗。

3. 关注身体的感受

▲ **胃肠道：** 长期大剂量的激素应用可诱发或加重胃、十二指肠溃疡出血，严重的可造成消化道穿孔。因此，有消化道疾病史的患者在用药时尤其要注意。如果感觉胃部不舒服，有呕血、恶心等胃肠道不适时，应及时到医院就诊。

▲ **眼睛：** 糖皮质激素可能诱发白内障、青

光眼。如果服药过程中感觉眼花、眼痛、看不清，需要到医院就诊。

▲ **其他：**此外，还要关注是否存在伤口长时间不愈合，这可能是服用激素造成的；精神上变得焦虑、兴奋或是抑郁，可能是激素影响了神经系统；是否有骨头疼痛，可能是激素造成了骨质疏松。

4. 监测儿童生长情况

长期使用糖皮质激素可能影响儿童的生长发育。因此对于儿童患者，需要监测其身高、体重的变化，及时发现生长异常。

三、长期使用激素千万不能贸然停药

激素类药物在使用过程中一定要坚持规律、足量用药。有些人因为惧怕激素的副作用，在病情稳定或者好转后自行停药或减量，这种行为是万万要不得的！长期使用激素的患者，突然停药或减量过快的话，可能引起医学上所说的"医源性肾上腺皮质功能不全"或者"反跳现象"。

● **医源性肾上腺皮质功能不全：**可能会使患者出现头晕、恶心、呕吐、低血压、肌肉疼痛，

严重的甚至会出现休克。这是因为长期用药使自身激素分泌减少，突然停药后自产的激素不够用，机体不能正常运转产生的反应。

● **反跳现象：**就是指减量太大或突然停药，原来的病情很快复发甚至加重，这时候往往就需要我们用更大的剂量来进行治疗。

四、选择吸入用激素减少伤害

激素除了口服、输液外，还有外用和吸入用的。如用于皮肤的乳膏，用于眼部的眼药水，用于呼吸道疾病的吸入剂等。把激素做成吸入剂，可以使药物集中在呼吸道，减少激素的用量，从而减少了全身副作用，同时还有起效迅速的优点。因此非常适合一些支气管哮喘、慢性阻塞性肺疾病等需要长期使用激素的患者。

√ **正确使用吸入装置。**许多吸入用激素制剂都有自带的吸入装置，使用方法各不相同，因此使用之前一定要详细阅读药品说明书中的使用方法，避免因方法不当造成用药不准。

√ **雾化要用嘴吸。**在雾化吸入激素时，需要用嘴进行深而慢的吸气才能起到较好的效果，

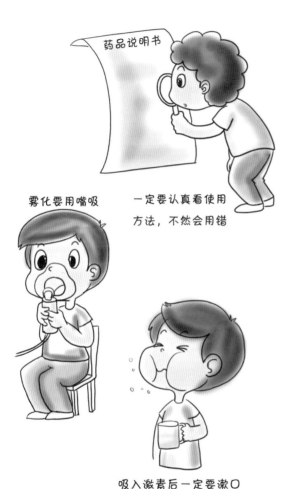

雾化要用嘴吸

一定要认真看使用
方法，不然会用错

吸入激素后一定要漱口

通过鼻腔吸入会降低疗效。

   √ **吸入激素后一定要漱口**。如果吸入激素后不漱口，会导致口腔长白斑，这是残留的激素诱发的真菌感染造成的，出现这种情况一定要到医院进行相关治疗。

   虽然激素类药物有副作用，但并不能因噎废食。在病情需要时，比如支气管哮喘、肾上腺皮质功能减退、血小板减少、红斑狼疮、类风湿性关节炎等，医务人员会根据病情进行评估，来决定用不用激素，以及用哪种、怎么用、用多少、用多久。患者一方面需要遵从医嘱坚持规律用药，另一方面也要对不良反应有正确的认识，做好自我监测，合理膳食，有异常及时向医生和药师求助。做到这些，激素类药物就可以安全使用！

重庆医科大学附属第一医院：龙锐、潘方瑜

3.2

青霉素过敏的人，还能用抗菌药物吗？

日常生活中，经常会听到有人说："我扁桃体发炎了，需要消炎"；或者说："得了支气管炎，要吃消炎药"。其实老百姓口中所说的"消炎药"，在医学上的规范名称是抗菌药物。说到抗菌药物，我们平时最常应用的就是青霉素，但在使用过程中要注意青霉素过敏的问题。青霉素过敏反应的类型和程度因人体差异而不同，有的表现为荨麻疹、哮喘、皮炎，有的甚至可出现过敏性休克。因此，对青霉素过敏问题应予以高度重视。那么，青霉素过敏一次是不是就要永远将其拒之门外不再使用了呢？

青霉素过敏其实是对青霉素药物中存在的杂质过敏。也就是说青霉素过敏，不是对青霉素这个起治疗作用的成分本身过敏，而是对其生产过程中产生的某些杂质过敏。因此，生产厂家不同，里面的杂质成分或者辅料有差异，结果可能就不一样；甚至同一厂家不同批次生产的也可能不一样。生产工艺越高，杂质产生越少，产品质

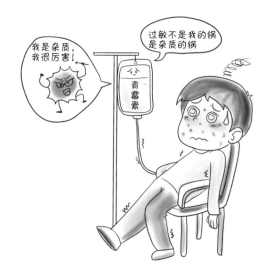

量越好，过敏的发生率也就越低。

　　过敏与身体状况也有关系。身体状况不同，比如处于怀孕等特殊时期，免疫力与平时不同，对致敏物质的反应可能会不一样。因此，一个人是否对青霉素过敏并不是终身不变的。换厂家、换批次，身体状况发生变化，情况都可能发生变化。需要注意的是，青霉素皮试结果只是一种预测，并非100%准确。因此，皮试阴性，用药时也不能掉以轻心。

　　从专业角度来看，青霉素是一种安全、价格相对低廉的抗菌药物。而且即使在医药发达的今天，其在某些疾病的治疗中也是不可替代的。在使用时，一方面要放松心态，另一方面也要密切关注自身反应，有不舒服应该及时告知医护人员，避免发生过敏性休克这种最为严重的副作用。

二、对青霉素过敏的人，还可选用其他抗菌药物

　　抗菌药物是一个大家族。除了

青霉素这个老大哥，还有诸多叫"某某西林"或者"某某青霉素"的小弟们。另外，还有一大堆的远房亲戚，比如大家熟知的头孢菌素、阿奇霉素、红霉素、四环素、氯霉素、左氧氟沙星、甲硝唑等。

　　对青霉素过敏的感染患者，可以根据过敏反应的轻重程度选择其他抗菌药物进行治疗。如果是轻度过敏反应，医生会先用其他药物进行皮试，再判断是否可以选用；如果是重度的危及生命的过敏反应，则要避免选用青霉素类药物，

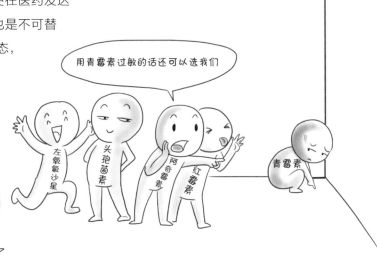

第三篇
解答关于药物不良反应的疑惑

并且这类患者对其他药物过敏的可能性也是非常高的，一定要注意。

因此，对青霉素过敏的人，还是可以使用其他抗菌药物的，但必须听从专业医务人员的意见，不能在知道自己有过敏反应的情况下，还选择使用此类药物。只有这样，才能保证用药安全有效。

重庆医科大学附属第一医院：龙锐、潘方瑜

3.3

停药反应、低血压、干咳，降压药的副作用你都了解吗？

高血压是一种严重危害人类健康的疾病，近年有数据显示，我国 18 岁以上居民的高血压患病率约为 28%，60 岁以上人群可高达 60%。但是高血压疾病的知晓率并不高，很多患者都是在偶然一次体检或进行其他检查时，才突然发现自己已经患上了高血压。也正因如此，很多没有症状的人就选择不服用降压药，或者有症状了才吃。但实际上，只要是被确诊为原发性高血压，无论身体是否出现了症状，都需要按照医生要求服用降压药。这主要是因为，

教您远离药物伤害
认识药物不良反应

高血压可不是动脉压升高如此简单，长期患有高血压却不控制，还可给身体造成多个靶器官损伤，这包括了肾脏、心脏和大脑等。所以，长期服用降压药，是高血压患者的"标配"。降压药作为一种需要长期服用的药物，我们如何来避免或减少其带来的不良反应呢？

一、降压药不能随意减量或停药

大多数情况下，高血压是需要终身用药的。但有些高血压是不必终身用药的，如因肾脏疾病、内分泌异常、先天性动脉血管疾病、怀孕等因素造成的高血压，只要等到致病原因消失，血压就有可能回到正常范围。这种情况在医生诊断后可停药，但要听从医生和药师的指导，注意循序渐进，并密切监测自己的血压。减量过快或突然停药是非常危险的，可能会使血压出现反射性地升高，引起头晕、头痛、出汗，甚至心脑血管意外。服用名字里有"洛尔"的降压药，如普萘洛尔的患者需要格外注意。

请注意：长期坚持规律服用降压药，是避免严重并发症（如心肌梗死、出血性脑卒中、肾

衰竭）的重要方式。只有按时服药并调整饮食与生活作息，血压才能控制在一个稳定的范围，才能拥有良好的生活品质。

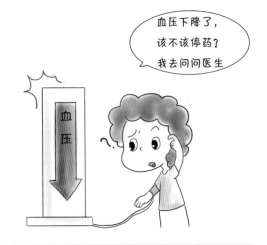

二、服用降压药要防止发生低血压

降压药吃多了会导致低血压。这个"吃多了"并不是说吃得时间长，而是指一次或者短时间内吃的量太大。因此，刚开始吃降压药时，切不可贪多求快，追求吃一次药就可以把血压控制到正常范围，一定要循序渐进。

高血压患者一定要严格按照医嘱服药，并注意日常监测血压。如果服药后突然感觉头晕、

第三篇
解答关于药物不良反应的疑惑

心悸、胸闷，应立即测量血压。如果血压只比正常值低一点点，应该躺下休息，并适当喝水，让血压恢复到正常值。如果血压明显过低，需要立即到医院就诊。

由于降压药种类繁多，每种药物都有其最佳的适应证，适合别人的药物，不见得适合您。因此，谨记不要随意更换降压药，也不要擅自增加或减少药物剂量。

三、小心"普利"类降压药引起的干咳

有些降压药在正常用量下也可能导致咳嗽，表现为无痰干咳，夜间易加重。引起干咳的主要

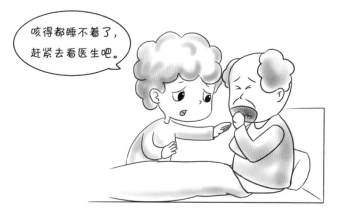

是名字里带有"普利"二字的一类降压药，如卡托普利、依那普利等。对于轻微不影响生活和工作的咳嗽，可以继续服药。而如果剧烈咳嗽已经严重影响工作、学习和生活时，一定要及时就诊，请医生调整降压药。自行停药、换药或者吃止咳药的行为是不可取的。

四、其他降压药需要关注的不良反应

除了前面提到的"洛尔"类、"普利"类等，常用的降压药还有钙通道阻滞药（"地平"类，如硝苯地平、氨氯地平，另有维拉帕米、地尔硫䓬）和利尿药（如氢氯噻嗪、吲达帕胺）。

使用"地平"类降压药，可能会有水肿、头晕、头痛、脸红、牙龈增厚等副作用。水肿易发生在脚踝，可通过抬高脚部来减轻水肿。注意口腔清洁可减少牙龈增厚的发生。如自觉副作用不能耐受，需要到医院就诊。

利尿药在小剂量使用时副作用较少发生。但如感觉口干、乏力等，可能是药物影响了体内水和电解质的代谢，需咨询医生。

大多数高血压因发病原因不清楚，目前无法治愈，需要长期控制血压。降压药使用的目的不仅是降低血压，更重要的是保护重要器官（如心脏、肾脏、脑等），降低并发症（如心绞痛、高血压肾病、脑卒中等）的发生率和死亡率。所以对于高血压患者来说，正确服药好处多多。还要注意的是，不能因为吃着药血压正常就大吃大喝，均衡膳食、少盐少油、戒烟限酒、适量运动对高血压患者尤为重要。健康的生活方式有助于血压的控制，而不健康的生活方式则可能使您降下来的血压又"飞起来"。

重庆医科大学附属第一医院：龙锐、潘方瑜

3.4

胰岛素是高风险药品，怎样才能安全使用?

我国拥有世界上最庞大的糖尿病患者群体，有数据显示，该群体数量已经超过一亿。使用降糖药是治疗糖尿病的重要手段。胰岛素是降糖药中的一类，通过注射方式给药。国家将胰岛素作为高风险药品进行管理。高风险药品是不是就意味着副作用多，危险性高呢?

一、胰岛素按高风险药品管理是为了保证其使用安全

胰岛素被列为高风险药品并非是说其本身

第三篇
解答关于药物不良反应的疑惑

副作用多,而是因其可以迅速降低血糖甚至引起致命的低血糖,故将其作为高风险药品进行管理。这样做的好处是,医疗机构的医务人员在给患者调配或使用时会更加细心,保证用对药、用对量,避免因用药不当造成的伤害。这样进行管理最终获益的是患者。所以,千万不可被高风险字样吓得不敢用药,只要正确的使用,是完全可以保证安全的。

二、常备糖果防止胰岛素引起的低血糖

胰岛素降糖过度会引发低血糖。低血糖

早期表现为饥饿、心跳加快、出汗、焦虑等,如不迅速干涉可导致昏迷、休克、意识丧失,甚至死亡!低血糖还有可能在毫无前兆的情况下直接导致患者昏迷。要防止胰岛素引起的低血糖,在使用时要注意以下两点:

1. 用对剂量 剂量偏大会使血糖降低太多造成危害。

2. 用对时机 胰岛素有好几种类型,包括短效胰岛素、中效胰岛素、长效胰岛素等,应按照所使用的胰岛素规定的时间进行注射。

而且要注意注射后到餐前应避免较大量的运动,以防止胰岛素吸收加快引起低血糖。

此外,对于糖尿病患者来说,随身携带糖果或巧克力之类的高糖食物是非常必要的。胰岛素和口服降糖药都可引起低血糖,因此,一旦感觉自己出现了低血糖症状,应立刻补充糖类食物来升高血糖。

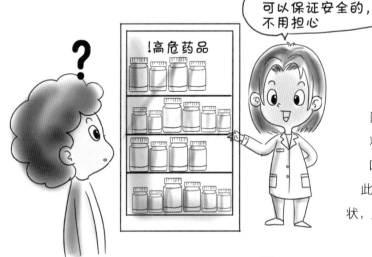

低血糖症状

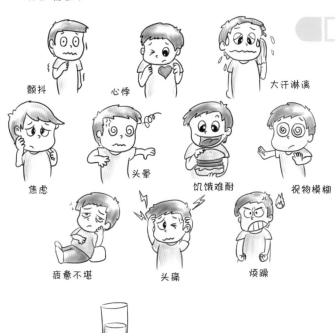

颤抖　　　心悸　　　大汗淋漓

焦虑　　　头晕　　　饥饿难耐　　　视物模糊

疲惫不堪　　　头痛　　　烦躁

快速嚼碎吞下巧克力、
糖果等，或喝一杯糖水

如果在症状还比较轻微且有条件的情况下，可以
先监测血糖，如果血糖低于 3.9mmol/L，就需
要补充葡萄糖或含糖食物。严重的需要立即到医
院就诊。

三、使用胰岛素的三大误区，您一定要避免

误区一：胰岛素有依赖性，一旦打了胰岛
素，就一辈子必须打胰岛素了！

这纯粹是无稽之谈！胰岛素是我们人体胰
岛细胞分泌的一种用来调节血糖的激素，人体并
不会对其产生依赖。1 型糖尿病患者由于自身无
法分泌胰岛素，的确不能停药。但是对于胰岛细
胞功能尚存的 2 型糖尿病患者，在病情得到控
制，或者引起糖尿病的原发因素（如妊娠）去除
之后，是可以在医生的指导下停药的。

误区二：糖尿病吃口服药不能控制，需要
注射胰岛素，因此病情肯定很严重了！

事实并非如此。诊断为 1 型糖尿病必须要
使用胰岛素治疗，口服降糖药是无效的。刚被诊
断为 2 型糖尿病的患者，在治疗初期使用胰岛
素，能够保护受损的胰岛细胞，给其恢复功能的
时间，然后再采取逐步减少胰岛素的用量或改用
口服降糖药治疗，这种治疗方式能够使患者获益
最大。因此，是否使用胰岛素是不同类型糖尿病
的治疗所需，而不是判断病情轻重的标准。

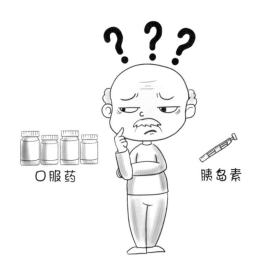

口服药　　　　胰岛素

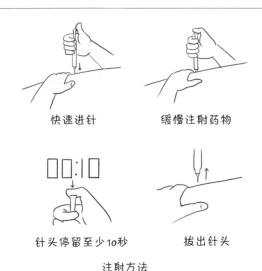

快速进针　　　　缓慢注射药物

针头停留至少10秒　　　拔出针头

注射方法

误区三：打胰岛素很痛。

因为注射胰岛素会带来疼痛，所以很多怕痛的糖尿病患者就对注射胰岛素有抵触情绪。确实，注射给药是一种创伤性的给药方式，肯定会有不适。但是胰岛素针比我们常规所见的其他注射针细小得多，因此带来的疼痛感也小很多，普通人都是可以接受的，所以这方面不需要特别担心。掌握正确的注射方法，也可以减小疼痛感。

使用胰岛素还可能造成体重增加、注射部位形成"脂肪垫"、视力下降、水肿等。为了应对上述症状，糖尿病患者应通过控制饮食、增加运动来控制体重。注射部位皮肤受刺激所形成的

"脂肪垫"会影响胰岛素的吸收，所以注射部位需要有规律的更换。视力下降和水肿一般比较轻微，也是暂时性的，可自行消退，无须惊慌。

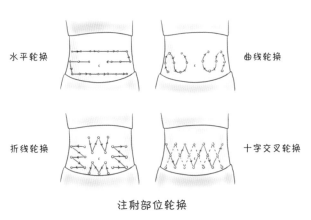

水平轮换　　　　曲线轮换

折线轮换　　　　十字交叉轮换

注射部位轮换

糖尿病给患者带来的危害不仅在于血糖升高，更重要的是糖尿病会引起各种急慢性并发症，对身体健康产生严重威胁。因此，不要害怕使用胰岛素，应在医生指导下正确使用药物，合理控制血糖，有效预防和治疗并发症，才能使自身的健康得到保障。

重庆医科大学附属第一医院：龙锐、潘方瑜

3.5

肌肉酸痛还伤肝，降脂药伤害有这么大？

随着生活水平的提高，很多人因为不健康的饮食或缺乏运动而出现了高血脂。高血脂如果长期得不到有效的控制，轻者可能引起高血压、冠心病，重者可危害心脑血管健康，导致脑梗死等危急重症。因此，很多人都会服用降脂药来帮助控制病情。虽然降脂药能够帮助降低血脂，但是在长期服用后也会对身体造成一些影响。那么长期服用降脂药有什么副作用呢？

一、降脂药的肌病副作用需要做好监测

常用的调血脂药有他汀类（如阿托伐他汀、

第三篇
解答关于药物不良反应的疑惑

辛伐他汀）和贝特类（如非诺贝特、苯扎贝特）。

"他汀类相关肌病"是他汀类降脂药共有的副作用，可以表现为多种形式，轻的就只有一点肌肉不适或疲倦、酸痛感，各种检查没有问题，不会影响药物使用，绝大多数患者表现为这种情况。极少数表现为重度肌肉损伤，会导致横纹肌溶解、急性肾衰竭，出现生命危险，是他汀类副作用中最为严重的一种情况，虽然十分罕见，但因为很凶险，不能掉以轻心。

他汀类相关肌病的发生率较低，而其中最为严重的可能导致死亡的"横纹肌溶解症"发生率极低。因此，总体来说是比较安全的一类药。患

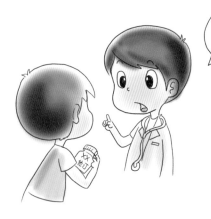

如果服药过程中感觉到肌肉疼痛或全身乏力，就需要看医生。

者无须因为担心这一副作用而不敢吃药。但需要在服药时，留意自己是否有肌肉触痛、压痛、疼痛、无力等情况，并按医生要求按时到医院复查。一旦发生异常，立即就医，预后也是很好的。

贝特类降脂药也有肌病的不良反应，服药时也需留意身体情况。

二、降脂药伤肝，要保肝？——错！轻信谣言会上当

目前发现他汀类药物在使用过程中确实会对肝功能的一些指标产生影响，但这种影响主要在用药初期产生，大多数患者随着时间的推移都能自行消失。因此，专科医生通常建议，首次服用他汀类药物治疗的患者4～6周以后复查肝功能和肌酸磷酸激酶，如果正常，没有新的不适症状出现，以后可以每3～6个月进行一次复查。他汀类药物会不会引起严重的肝损伤这一问题并未得到明确证实，因为目前相关事件比较罕见。

因此，虽然降脂药对肝脏可能有一些副作用，但是没有必要进行预防性的保肝。还需要注

3.6

长期服用抗凝血药，如何降低出血风险？

意的是，很多药物和保健品都有可能增加肝脏负担，保肝类的药也不例外。不要以为保肝药只会保护肝脏，保肝药也可能伤害肝脏。所以，服药一定要听从专业的医生、药师的意见，规范用药，规律复查，勿盲目停药，勿随意加服其他药物和保健品。

重庆医科大学附属第一医院：龙锐、潘方瑜

抗凝血药是一类能够阻止血液凝固的药物，常用于房颤、深静脉血栓、肺栓塞、缺血性脑梗死等血栓栓塞性疾病的预防和治疗。抗凝治疗是一把"双刃剑"，一方面它是预防和治疗血栓性疾病的基础治疗，能够显著降低血栓的发生概率，但是另一方面它又可能会导致出血，严重者可有生命危险，大家一定要重视。

一、爱护身体防止伤害，出血量大立即就诊

华法林是一种经典的被广泛使用的抗凝血

第三篇
解答关于药物不良反应的疑惑

药，每年大约有 8% 服用华法林的患者出现出血，一次服药剂量过大时尤其危险。在服药期间应该如何降低出血风险呢？建议在生活和工作中要格外小心意外出血，可采取以下防范措施：

● 刷牙时应轻柔，使用软毛牙刷。

● 使用电动剃须刀，避免使用刀片剃须刀。

● 使用锋利的工具，如剪刀、指甲刀等应注意防护。

● 请勿赤脚走路，并避免易受伤的活动。

如果发生出血，应持续按压伤口直到出血停止。如果 10 分钟内出血未停止，则需要就医。

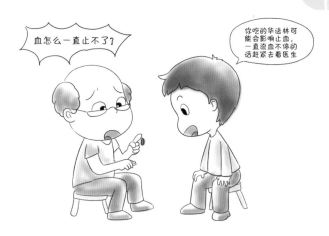

如出现以下症状请及时告诉医生或药师：

● 牙龈、鼻腔出血。

● 便中带血或黑色柏油样便。

● 洗肉水样、浓茶色或粉红色的小便。

● 皮肤上出现不明原因的瘀斑。

● 呕吐物为红色或咖啡色。

● 女性月经量增多。

如果发生严重的跌倒或者撞到头部，即使没有明显出血也要及时就医。

二、正在服用华法林，要留心食物和药物的影响

1. 饮食有哪些需要注意的？

应按规律均衡饮食，在食物摄入量和饮食结构上不要有大的改变。有些饮食中富含维生素K，它们会减弱华法林的作用，例如动物肝脏、绿色蔬菜（菠菜、生菜、西蓝花、白菜等）、绿茶、橄榄油、豆奶、豆油等。不需要避开这些食物，但是尽量每天的摄入量保持稳定。

应戒烟和避免饮酒，吸烟和饮酒会加快华

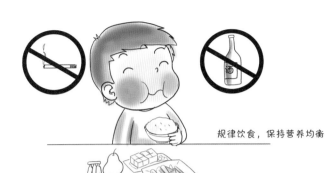

规律饮食，保持营养均衡

服避孕药、雌激素等药物会减弱华法林的作用。因此，在使用新的药物之前，需要向医生或药师咨询。

就医时需要告知其他医护人员正在使用华法林，特别是在进行拔牙、胃镜、纤维支气管镜等治疗和检查，以及进行各种手术时。医生会根据具体情况决定是否需要停药或调整剂量。

法林在体内的代谢，导致达不到相应的疗效。

2. 使用哪些药物会影响华法林的作用？

有些药物可以明显增加华法林的出血风险，如阿司匹林、对乙酰氨基酚等。而苯妥英钠、口

三、新型抗凝血药同样有出血风险，安全使用要注意

新型抗凝血药的代表药物有利伐沙班和达比加群酯，可用于预防血栓形成、降低脑卒中和

出血表现

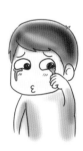

眼出血

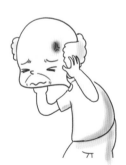

颅内出血

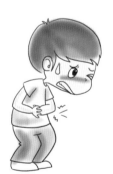

消化道出血

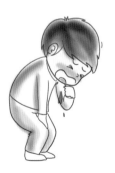

咯血

全身栓塞风险等。与传统抗凝血药相比，这类药物的出血风险更低，与其他药物的相互作用更少，也较少受到食物的影响。但华法林适用的某些疾病不能使用新型抗凝血药，而且这类药物价格也较高。

虽然新型抗凝血药的安全性更好，但并非就能高枕无忧了。少数患者用药期间可能会出现药物不良反应，这些不良反应往往伴有一些典型的症状，因此用药期间应对以下异常情况提高警惕，一旦发生，应及时与医生或药师沟通，以便获得进一步的用药指导和建议。

▲ **重要脏器出血：**眼部出血、颅内出血、消化道出血、咯血。

▲ **小出血：**皮肤瘀斑、鼻出血、牙龈出血。

还要做到定期随访，若需手术治疗，也应告知医生您正在使用的抗凝血药。

重庆医科大学附属第一医院：龙锐、潘方瑜

出血表现

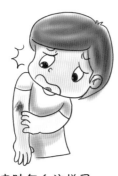
皮肤怎么这样了

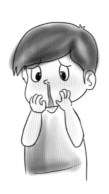
鼻出血

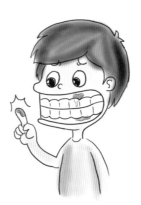
牙龈出血

教您远离药物伤害
认识药物不良反应

3.7

安眠药会上瘾?
怎样使用能避免?

依赖性是由于反复用药所造成的一种适应状态,一旦中断用药,会产生一种强烈的身体方面的损害,即戒断症,使人感到非常痛苦和难以忍受,有时甚至有生命危险;精神依赖性是药物可使人产生一种愉快满足的感觉,并且在精神上驱使人们有一种要周期性地或连续地用药的强烈欲望,以便获得满足感,避免不舒适。

失眠症是一种睡眠障碍,表现为频繁而持续地入睡困难和 / 或睡眠维持困难,即睡不着、睡不长、反复醒。很多患者即使深受失眠的困扰,也仍然不愿意服用安眠药,理由很简单——担心会"上瘾",即担心产生药物依赖性。

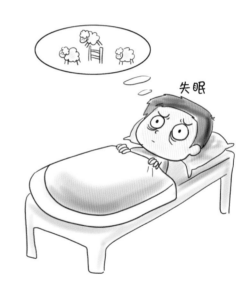

失眠

一、安眠药会"上瘾"吗?

大家理解的"上瘾"其实是指药物依赖性。药物依赖性包括生理依赖性和精神依赖性,生理

1. 安眠药的成瘾性，与选用的药物有关

最常用的安眠药有苯二氮䓬类和非苯二氮䓬类。

药品类别	常用药物	
苯二氮䓬类药物	中短效	氯硝西泮、阿普唑仑、劳拉西泮、奥沙西泮、艾司唑仑
	长效	氟西泮、地西泮
非苯二氮䓬类药物	佐匹克隆、右佐匹克隆、唑吡坦、扎来普隆	

从成瘾性比较：苯二氮䓬类＞佐匹克隆＞唑吡坦＞扎来普隆。但每种药物适应症、作用时间不同，应遵医嘱用药。

2. 安眠药是否会上瘾，与连续用药的时间也有关

服用安眠药后可能会上瘾，但并不是只要服用了安眠药就马上上瘾。一般情况下，长期连续使用苯二氮䓬类药物超过 6 个月会造成药物依赖性，所以连续使用苯二氮䓬类安眠药不宜超过 3 个月；服用镇静催眠药期间大幅减药或突然停药，容易产生依赖性；用药剂量越大，用药时间越长，使用药效作用越短的药物，越容易产生依赖性。

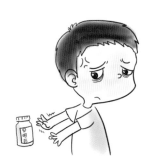

会不会上瘾啊？

二、怎样避免安眠药"上瘾"？

1. 治疗过程中应当遵循服用最低有效剂量、间断服药（每周 2～4 次）、短期用药（常规用药不超过 3～4 周）的原则。

2. 选择恰当的停药时机，缓慢减药，逐渐停药。

当感觉能够自我控制睡眠时，可以考虑逐渐减量、停药。如失眠症与其他疾病（如抑郁症）或生活事件相关时，当病因去除后，也可以考虑减量、停药。催眠药物长期使用后不应大幅减药或突然停药，以防止因反跳现象而再次服药，产生依赖；要避免突然停止药物治疗，应逐步减量、停药以减少失眠反弹，有时减量过程需要数周至数个月。

苯二氮䓬类药物停药原则：每两周减少原剂量的 25%，直至完全减停；或者第一周和第二周分别减少原剂量的 25%，此后每周减少原剂量的 10%，直至最终完全减停。

3. 要选择合适的安眠药

▲ **入睡困难的患者：**应选用起效较快的药物（如唑吡坦、扎来普隆）。

▲ **反复睡醒的患者：**应选用半衰期长的药物（如艾司唑仑、右佐匹克隆）。

▲ **失眠合并抑郁症的患者：**应选用具有镇静作用的抗抑郁药物（如多塞平、米氮平、阿米替林），可以缓解焦虑，改善睡眠。

▲ **老年患者：**苯二氮䓬类药物虽然短期内能改善睡眠状况，但可能会增加痴呆的风险，且会增加跌倒风险，不建议在老年人中作为首选的安眠药。

三、服用安眠药需要注意哪些问题？

1. 服用安眠药前需要临床医生进行专业地、系统地临床评估

明确临床诊断、评估睡眠障碍的类别、检查是否患有其他疾病、评估心理状况和人格特点，以及了解既往用药史、饮酒史等，通过以上临床评估有助于医生制订个体化的药物治疗方案。

2. 合并用药要注意

服用安眠药期间需要服用其他药物时，一定要告知医生当前服用的安眠药，避免一种药物对另一种药物作用的干扰。如抗菌药物左氧氟沙星会导致失眠，这会抵消安眠药的药效。

3. 换药、停药要注意

当一种安眠药的治疗剂量无效、产生耐受性或发生严重不良反应时，方可考虑换药治疗。换药时需逐渐减少原有药物剂量，同时开始给予要换的药物，并逐渐加量，在两周左右完成换药过程即可。停药时使用短效药物的患者，可换为长效药物，然后逐渐减少剂量。

4. 特殊人群使用要酌情减量

使用安眠药时应考虑年龄和性别差异，老年人、体弱者和女性可在医生指导下酌情减量。

5. 苯二氮䓬类药物使用注意事项

虽然苯二氮䓬类药物（如阿普唑仑、地西

泮、艾司唑仑等）不良反应较多，有嗜睡、头昏、乏力和记忆力下降、共济失调、呼吸抑制、依赖性等。但由于其价格低、药效长，仍然是很常用的安眠药。在服用时，我们可以采取以下措施来防范这些不良反应：

√ 服用苯二氮䓬类药物期间避免高空作业、驾驶等危及生命的活动。

√ 用药期间从坐姿或躺卧位迅速起身，可能出现头晕或晕倒的情况，建议在坐躺后缓慢起身。

√ 服用镇静催眠药期间饮酒可能会诱发呼吸停止等严重不良反应，应尽量避免饮酒或饮用含有酒精的饮料。

√ 患有睡眠呼吸暂停综合征、慢性阻塞性肺疾病的患者应尽量避免使用苯二氮䓬类药物。

西藏自治区人民医院：德吉

教您远离药物伤害
认识药物不良反应

图书在版编目（CIP）数据

认识药物不良反应：教您远离药物伤害 / 赵杰主编
. —北京：人民卫生出版社，2021.10
ISBN 978-7-117-32265-2

Ⅰ. ①认… Ⅱ. ①赵… Ⅲ. ①药物副作用 – 基本知识
Ⅳ. ①R961

中国版本图书馆 CIP 数据核字（2021）第 210693 号

| 人卫智网 | www.ipmph.com | 医学教育、学术、考试、健康，购书智慧智能综合服务平台 |
| 人卫官网 | www.pmph.com | 人卫官方资讯发布平台 |

认识药物不良反应——教您远离药物伤害
Renshi Yaowu Buliangfanying——Jiaonin Yuanli Yaowu Shanghai

主　　编：赵　杰
分册主编：徐　萍　陈卓佳　龙　锐　德　吉
出版发行：人民卫生出版社（中继线 010-59780011）
地　　址：北京市朝阳区潘家园南里 19 号
邮　　编：100021
E - mail：pmph @ pmph.com
购书热线：010-59787592　010-59787584　010-65264830
印　　刷：北京顶佳世纪印刷有限公司
经　　销：新华书店
开　　本：889 × 1194　1/24　印张：4
字　　数：89 千字
版　　次：2021 年 10 月第 1 版
印　　次：2021 年 11 月第 1 次印刷
标准书号：ISBN 978-7-117-32265-2
定　　价：49.00 元
打击盗版举报电话：010-59787491　E-mail：WQ @ pmph.com
质量问题联系电话：010-59787234　E-mail：zhiliang @ pmph.com

55检